SPIRIT BALANCE
Indie Publishing

Hampi van de Velde

Trance Healing 1

Einstieg ins Übersinnliche

Umschlag:
Christoph Ganahl, Kommunikation & Design, Bildstein, Austria

Coverfoto:
Samuel Büttler, Photographie, Sarnen

Lektorat, Korrektorat:
Daniela Bernet, Dada Chi, Zofingen, Schweiz

Herstellung und Vertrieb:
tredition GmbH, Hamburg

Verlag:
SPIRIT BALANCE - Indie Publishing, Sarnen

ISBN
Paperback 978-3-907195-03-1
e-Book 978-3-907195-04-8

DAS BUCH

Sie haben übersinnliche Fähigkeiten, die Sie jederzeit nutzen und mit Hilfe dieses Buches entwickeln können. Das ist leicht, denn bei jedem Menschen sind mediale Fähigkeiten zum grossen Teil bereits entwickelt. Nur haben das bis heute die wenigsten bemerkt.

Dieses Buch eröffnet Ihnen einen Weg dahin, liefert aber nicht einfach Antworten. Es führt Sie in Trance Healing ein, eine leicht zu lernende, geistige Heilmethode, bei der Sie als Medium mit Helfern aus der geistigen Welt zusammenarbeiten.

Dieses erste von drei Praxisbüchern zum Thema zeigt auf, dass Medialität und Spiritualität natürliche Bestandteile unseres Lebens sind und lüftet die Geheimnisse der Arbeitsweisen eines Mediums. Entdecken Sie Ihre übersinnliche Seite, finden Sie Ihre innere Wahrheit und beginnen Sie zu tun, was Sie schon immer tun wollten.

DER AUTOR

Hampi van de Velde, geboren 1965 in Belgien, aufgewachsen in Davos, lebt mit seiner Familie in Sarnen. Er ist professionelles Heilmedium, spiritueller Coach und international engagierter Ausbilder für Heilmedien. In England und den USA amtet er zudem als Tutor für die ISF (International Spiritualist Federation).

Seine über die Jahre entwickelte spirituelle Vielseitigkeit und sein Wissen, wie man in der heutigen fordernden Zeit die eigenen Bedürfnisse leben und Selbstzufriedenheit finden kann, machen ihn zu einem lesenswerten Autor und besonderen Lehrer.

In seiner Praxis in Sarnen steht er für persönliche spirituelle Coachings und Trance Healing Behandlungen zur Verfügung. Sie können ihn über www.trancehealing.ch kontaktieren.

Hampi van de Velde

Trance Healing 1

Einstieg ins Übersinnliche

Besuchen Sie mich im Internet:

www.trancehealing.ch.

Inhaltsverzeichnis

EINLEITUNG 13

Was bietet Ihnen dieses Buch? 13

Was ist Trance Healing? 18

Die drei Arten medialer Arbeit 18

Voraussetzungen des Heilens 28

Die Ausbildung zum Heilmedium 34

Mein Wunsch an Sie 40

1 SICH SELBST FÜHLEN 48

Übung 1: Die Selbstwahrnehmung 48

Was ist unser physischer Körper und warum ist er so wichtig? 56

2 DAS GEGENÜBER FÜHLEN 64

Übung 2: Wie wirken andere auf uns? 64

Die Privatsphäre respektieren 72

Wie funktioniert das medizinische Hellfühlen? 75

Der Mythos Medialität 81

Abgrenzung 85

3 ZUSAMMENSPIEL 91

Übung 3: Wie wirken wir auf andere? 91

Unser Ego 98

Das Tor zur geistigen Welt 104

4 DIE GEISTIGE WELT 106

Wie nehmen wir ein Geistwesen wahr? 106

Was ist ein Geistwesen? 108

Übung 4: Wer kommt, wenn wir rufen? 113

Das Helferwesen 120

Die Hierarchie in der geistigen Welt 125

5 HEILUNG UND SCHUTZ 127

Übung 5: Wie wirken wir auf andere, wenn unser Helferwesen präsent ist? 127

Schutz vor Gefahren der geistigen Welt 137

Schutz im Trance-Zustand 143

Die dunklen Energien der heutigen Zeit 147

Wer heilt wen? 152

Ein Interview 159

Zwischenstopp 166

DANKSAGUNG 170

INTRO

Der Ort, an dem alles begann und an dem alles zu Ende gehen wird. Niemals werde ich diesen Ort vergessen. Es ist der Moment, dieser flüchtige Augenblick des Hier und Jetzt. Jetzt ist der Moment, hier ist der Ort. Die Spitze des Sekundenzeigers, der Fleck Erde, auf dem ich stehe. All meine Aufmerksamkeit kann ich auf diesen Ort lenken und alles, was ich jemals zu entdecken wünsche, an diesem Ort finden. Wo sonst?

Es ist das Zentrum der Gegenwart, der Mittelpunkt meiner Welt, der Gipfel des Berges, den zu besteigen ich bereit bin und den ich mit jedem Atemzug erklimme. Es ist ein Ort, der so offensichtlich vor meinen Augen liegt, dass ich ihn während langer Jahre meines Lebens nicht gesehen habe. Viel lieber suchte ich im Weitweitweg, statt innezuhalten, meinen Atem zu beobachten und zuzusehen, woher er kommt und wohin er fließt.

Er kommt aus dem Ort und geht dorthin, wo alles begann und an dem alles enden wird, im ewigen Wechsel von Spannung und Entspannung. Er kommt aus mir.

Gott

Da du alles weißt,

will ich nicht beten.

Ich atme ein,

und ich atme aus,

und ich sehe,

du lächelst.

Amen

EINLEITUNG

Was bietet Ihnen dieses Buch?

Guten Tag liebe Leserin, lieber Leser

Es freut mich, dass Sie sich für Übersinnliches, Heilung, die spirituelle Welt im Allgemeinen und Trance Healing im Besonderen interessieren. Ihr Interesse zeigt, dass Sie auf der Suche sind und offen für das, was es auf dieser Welt sonst noch gibt, außer den Dingen, die Sie bereits kennen. Die Welt, in der wir leben, bietet eine Fülle von Möglichkeiten. Die meisten Menschen kennen und nutzen nur einen kleinen Teil davon.

Trance Healing ist eine dieser Möglichkeiten. Es ist in erster Linie eine Heilmethode, die mehr bietet als das klassische Geistheilen oder das spirituelle Heilen. Es ist eine Lebensform und eine Kraft, die Sinn gibt und Ihnen dabei hilft, Träume zu verwirklichen, und zwar in jedem Bereich Ihres Lebens.

Mit diesem Buch möchte ich Ihnen diese faszinierende und einfache Heilmethode näherbringen. Statt Ihnen nur zu erzählen, wie toll diese Methode ist, möchte ich Ihnen ihre Techniken gleich beibringen. Sich diese Techniken aneignen, ist auch für Sie kinderleicht – so wie jede Arbeit mit der geistigen Welt kinderleicht ist. Man muss wohl etwas üben, wenn man sie professionell anwenden will, doch das ist keine große Sache.

Das Besondere an Trance Healing ist, dass Sie einerseits eine Heilmethode erlernen und sofort imstande sind, Menschen zu helfen. Andererseits leisten Ihnen die Techniken, die es dazu benötigt, im Alltag unschätzbare Dienste. Sei es im Berufsleben, in der Familie, in der Gesellschaft oder in spirituellen Bereichen: Trance Healing verstärkt alle Ihre geistigen Fähigkeiten.

Wahre Heilung durchdringt alle Ebenen unseres Seins. Das unterscheidet sie von der klassischen Symptombekämpfung. Das heißt nicht, dass Krankheitssymptome mit Trance Healing nicht angegangen werden. Aber Trance Healing behandelt Ursachen wie Symptome gleichermaßen.

Da die Ursachen von Krankheiten und Krankheitssymptomen oftmals in der Arbeitswelt, in Beziehungen, der immer schneller werdenden Gesellschaft, dem Wertezerfall und unserer zunehmenden Vereinsamung liegen, aber auch in unserer spirituellen Leere, ist eine wirkungsvolle Heilmethode gefragt. Trance Healing hat dieses Potenzial.

Es freut mich, wenn ich Sie dazu inspiriere, diese Heilmethode auszuprobieren. Ich bin überzeugt, dass Trance Healing auch

Ihnen hilft, Ihr Leben glücklicher und selbstzufriedener zu genießen.

Die Beziehung zur geistigen – also der nicht-materiellen – Welt ist etwas Natürliches. Sie besteht auch dann, wenn Sie nicht an eine geistige Welt oder ein Leben nach dem Tod glauben. Ein Medium ist nichts Besonderes. Es ist nicht zwingend jemand, der mit Verstorbenen oder anderen Wesen redet. Ein Medium ist lediglich ein Mensch, der entweder die natürliche Begabung besitzt, bestimmte Vorgänge wahrzunehmen oder eben dies gelernt hat. Ein Mensch, der gut zuhören kann und im richtigen Moment die Worte äußert, die das Gegenüber weiterbringen.

Woher dieser Mensch die passenden Worte hat, ist nicht so wichtig. Die mediale Fähigkeit hängt nicht von einem Glauben ab. Sie steckt in jedem Menschen, unabhängig von Geschlecht, Glauben, Ausbildung oder gesellschaftlicher Position. Dieses Buch vermittelt Ihnen darum nicht nur die Grundlagen der Heilmethode Trance Healing, sondern schafft die Basis für jede Arbeit mit der geistigen Welt.

Ich habe am eigenen Leib erfahren, wie die Arbeit mit der geistigen Welt einen Menschen verändert. Seit ich mich damit befasse, hat sich mein Leben in allen Bereichen gewandelt. Ich bin leistungsfähiger als vor 15 Jahren und habe, wenn ich mich vom Arzt untersuchen lasse, die besseren Werte. Ich bin ausgeglichener, habe weder Existenzängste noch ein Problem mit meinem Selbstwertgefühl und bin vom ewigen Single mit Beziehungsängsten zu einem verlässlichen Partner und glücklichen Vater geworden.

Mein Arbeitsalltag hat sich in ein »Berufs-Leben« gewandelt. Meinem vielseitigen Wesen entsprechend arbeite ich in mehreren Berufen zugleich. Als Handwerker bin ich in einer Schrankfabrik tätig und erfahre dabei Wertschätzung vom Arbeitgeber. Als Heilmedium behandle ich Menschen, darf kleine Wunder erleben und Dankbarkeit von meinen Patienten erfahren. Ich bin Lehrer und Seminarleiter für Trance Healing und staune über das gewaltige Potenzial meiner Studenten. Ihre Fortschritte miterleben zu dürfen, erfüllt mich mit dankbarer Demut. Als Referent erlebe ich, wie fantastisch es ist, wenn einem zugehört wird. Und nun bin ich Autor. Ein Wunsch, der seit Jahren in mir schlummerte und der sich heute, wo ich so wenig Zeit habe wie nie zuvor, mit erstaunlicher Leichtigkeit erfüllt; ohne Anstrengung und ohne etwas zu vernachlässigen.

Ohne Unterstützung der geistigen Welt wären diese Veränderungen nie möglich gewesen. Und ohne Trance Healing hätte ich diese Unterstützung nie zugelassen. Mein Leben hat heute eine andere Qualität. Es ist nicht ohne Herausforderungen, das wäre langweilig. Aber es ist ein Leben im Einklang mit der Welt und den Kräften des Universums.

Dafür musste ich niemand anderer werden als der Mensch, der ich immer schon sein wollte. Ich musste nichts aufgeben, was mir wichtig war. Nur loslassen, was mich belastete und daran hinderte, ich selber zu sein. Ich habe weder einen neuen Glauben angenommen noch laufe ich in wehenden Gewändern herum. Ich bin einfach so, wie ich bin. Das ist ein gutes Gefühl, und ich verspreche Ihnen an dieser Stelle, dass es Ihnen genau so ergehen wird, wenn Sie es zulassen.

Viel Spaß bei der Lektüre.

Ihr Hampi van de Velde

Was ist Trance Healing?

Trance Healing steht für eine ursprünglich in England entwickelte Heilmethode, ähnlich dem Geistheilen oder dem spirituellen Heilen. Wobei es bei Trance Healing nicht viel gibt, das »entwickelt« werden musste. Trance Healing wirkt einfach, und der- oder diejenige, der oder die es praktiziert, muss dabei nicht sonderlich viel tun. Genaugenommen hat ein Heilmedium – so nenne ich jemanden, der Trance Healing praktiziert – gar nichts zu tun. Dieses Nichtstun ist gleichzeitig die größte Schwierigkeit dieser Arbeit. Wir neigen dazu, immer etwas tun zu wollen. Hingegen kann gewaltig viel passieren, wenn Sie lernen, sich herauszuhalten und Heilung zuzulassen. Wenn ich meine Arbeit richtig mache, werden *Sie* am Ende nichts lieber tun als nichts.

Die drei Arten medialer Arbeit

Da über Medialität viele Vorstellungen kursieren, möchte ich mit Ihnen kurz Ordnung schaffen. Unter medialer Arbeit verstehen wir die Zusammenarbeit mit der geistigen – also der nicht-materiellen – Welt. Grob gesagt gibt es drei Hauptarten medialer Arbeit.

Die erste Art: Mediale Kommunikation

Die wohl bekannteste Art der medialen Arbeit ist die mediale Kommunikation, der Jenseitskontakt. Das heute bekannte Channeling fällt in diese Kategorie. Hierbei versucht ein Medium mit verstorbenen Menschen zu kommunizieren. Voraussetzung dafür ist der Glaube an ein Leben nach dem Tod. Ein Atheist wird damit seine liebe Mühe haben.

Es ist eine Modeerscheinung, dass Medien mit Engeln oder aufgestiegenen Meistern zu kommunizieren versuchen. Dass das Medium tatsächlich mit einem Engel spricht, ist kaum zu beweisen. Zumal ein »Engel« lediglich eine bestimmte Energieform ist, die in unserem Kulturkreis so genannt wird. Ein Mensch, der einer anderen religiösen Gemeinschaft angehört, wird diese Energieform anders nennen.

Beim klassischen Jenseitskontakt der Spiritualisten (früher Spiritisten genannt), die hauptsächlich in England verbreitet sind (Spiritualismus ist in England eine anerkannte Landesreligion), versucht das Medium nicht primär mit Verstorbenen zu reden, sondern durch präzise Nachrichten aus dem Jenseits das Leben nach dem Tod zu beweisen. Der Schwerpunkt liegt nicht bei der Nachricht, sondern beim Beweis!

Die zweite Art: Trance

Die zweite Art der medialen Arbeit ist die Trance. Trance ist ein veränderter Bewusstseinszustand, ähnlich dem Hypnosezustand. Anders als beim Jenseitskontakt entspannt und beruhigt das Medium seinen Geist, um Nachrichten oder Informationen aus der geistigen Welt zu empfangen. Ziel der Trance ist nicht, dass das Medium selbst mit der Totenwelt kommuniziert – also kein Frage-und-Antwort-Spiel –, sondern dass ein Geistwesen durch das Medium hindurch spricht. Ein Zuhörer oder Empfänger der Nachricht kann bei einem guten Trance-Medium jedoch gezielt Fragen stellen.

Trance hat eine lange Geschichte. Schamanen der Indianer in Nord- und Südamerika, aber auch asiatischer Völker arbeiten seit jeher mit dieser Technik. Die Vorgehensweisen des Sich-in-Trance-Versetzens unterscheiden sich je nach Kultur. Da gibt es das Trommeln, den Tanz, rituelle Gesänge, Gebete und Körperhaltungen, bewusstseinserweiternde Substanzen wie Pilze, Tabak und vieles mehr. Wer ein wenig nachforscht, findet schnell weitere Kulturen, in denen Trance seit Jahrtausenden praktiziert wird. Sogar unsere eigene, christlich geprägte Kultur hat eine Trance-Tradition.

Die dritte Art: Physical Mediumship oder Physical Trance

Die dritte Art ist die physische mediale Arbeit, in England »Physical Mediumship« oder „Physical Trance" genannt. Hierbei bedient man sich der Trance, um physische Phänomene hervorzurufen. Unter einem physischen Phänomen verstehen wir eine Begebenheit, die ohne das direkte Zutun eines Menschen eintritt und von allen in einem Raum anwesenden Personen wahrgenommen wird. Beispiele sind etwa eine Lichterscheinung; Gegenstände, die durch den Raum fliegen; ein Tisch, der auf einem statt auf seinen vier Beinen steht; Gegenstände, die sich materialisieren oder einfach verschwinden. Es gibt zum Beispiel gut dokumentierte und von unabhängigen Beobachtern überwachte Versuche, bei denen ungeöffnete, originalverpackte Filmrollen, die in einem Raum unter einer Glashaube platziert waren, während einer Trance-Sitzung von verstorbenen Menschen aus der geistigen Welt mit Bildern, Skizzen und Texten in Mikroschrift belichtet wurden - inklusive Absender der Nachrichten! Das ist nur eines der vielen Phänomene, die in den letzten Jahren erzeugt wurden.

Trance Healing liegt irgendwo zwischen Trance und Physical Mediumship.

Beim Trance Healing geht ein Medium – *jeder Mensch ist ein Medium* – in einen Zustand tiefer Entspannung. Es begibt sich in Trance. Dadurch ermöglicht das Medium einem Geistwesen, durch es hindurch Einfluss zu nehmen auf den physischen Körper eines Patienten. Im Körper des Patienten kann dadurch ein physisches Phänomen stattfinden, eine Heilung. Darum der Name Trance Healing – Heilen durch Trance.

Allerdings muss nicht immer auf der physischen Ebene gearbeitet werden. Viele Krankheiten und Leiden haben keine körperliche Ursache. Leiden dieser Art verabschieden sich, wenn ein Patient – *jeder Mensch ist auch Patient* – seine Einstellungen ändert oder sein Verhalten einer Situation anpasst. Gesundheit ist auf viele Arten zu finden!

Die dreieinhalbte Art: Wahrsagen

Wahrsagen ist offiziell *keine* Art medialer Arbeit. Wer die Zukunft voraussagt, verhindert, dass der Mensch noch eine Zukunft hat. Die Zukunft vorauszusagen ist, meiner Meinung nach, eine Variante des Lottospiels. Dennoch ist es möglich. Vor langer Zeit, als ich dringend Geld benötigte, sah ich während einer Meditation die Lottozahlen vor mir. Ich notierte die Zahlen. Da ich an meinen Fähigkeiten zweifelte, änderte ich die letzte Zahl und machte aus einer »28« eine »22«. An jenem Samstag hatte ich, zusammen mit vielen anderen, einen Fünfer im Schweizer Zahlenlotto. Ich gewann 4700 Franken. Wäre ich bei der 28 geblieben, wäre ich der einzige Gewinner gewesen und hätte über eine Million abgeräumt.

Ich habe es danach nie mehr versucht. Wenn ich heute Lotto spiele, übernimmt Mutter Schicksal das Zepter. Doch wenn ich einmal an meiner Wahrnehmung zweifle, dient mir das Erlebnis als Bestätigung dafür, dass das, was ich fühle, Wirklichkeit ist und nicht bloß Einbildung. So gesehen kann Wahrsagen ganz nützlich sein.

Wenn Sie der Meinung sind, es gebe noch mehr Arten medialer Arbeit, gebe ich Ihnen gerne Recht. Meine grobe Einteilung ist eine Hilfe, die verschiedenen Arten einzuordnen. Passt Ihre Art nicht in eine meiner dreieinhalb Schubladen, haben Sie wahrscheinlich eine etwas größere Kommode als ich.

Who's who?

Wenn Sie in esoterischer Literatur schmökern oder spirituelle Ratgeber lesen kennen Sie Begriffe wie Geistführer, Höheres Selbst, Engel, Engelwesen, Geistwesen, Seele, Geist, und andere. Je nach Buch werden die Begriffe jedoch anders verwendet. Damit ersichtlich ist was ich unter einigen der Bezeichnung verstehe, liste ich die von mir verwendeten Begriffe kurz auf. Diese Einteilung hat mir keine Fee ein- und kein Meister durchgegeben. Es ist eine rein willkürliche Verwendung der Bezeichnungen. Sie können natürlich jedes einzelne Wesen nennen wie Sie es für richtig halten.

Körper:

Das ist unser physischer Körper aus Fleisch und Blut. Unser Zuhause, während wir auf dieser Erde wandeln – oder unser

Fahrzeug, wenn Sie so wollen. Er bringt uns von A nach B und produziert dabei ein physisches Energiefeld das sogar von unserem Ego wahrgenommen werden kann. Unser Körper zeigt perfekt die Auswirkungen des Lebens auf. Er wird – wie das Auto - allerdings meist zu wichtig genommen.

Ego:

Das Ego gehört zum physischen Körper wie das Ei zum Huhn. Es empfindet die Auswirkungen des Lebens, die uns der Körper aufzeigt, und unterteilt diese in gute und weniger gute Erfahrungen ein, um sie danach im Unterbewusstsein abzuspeichern. Dadurch erschafft es sich seine eigene Realität – oder das, was wir im Allgemeinen als Realität empfinden. Es ist sich dessen mehr oder weniger bewusst, denn es hat ein Bewusstsein (ich nenne es das Tagesbewusstsein). Wenn wir „ich" sagen, so reden wir meist von unserem Ego. Das Ego wertet gerne, denkt rationell, ist in der Vergangenheit Zuhause und, da es zum physischen Körper gehört, der Zeit unterworfen.

Geist oder Seele:

Darunter verstehe ich unser nicht-materielles Ich, unser spirituelles Wesen. Ich nenne es auch „göttlicher Funke" oder unser

„wahres Wesen". Unsere Seele produziert ein feinstoffliches Energiefeld das vom Ego nicht direkt wahrgenommen werden kann. Als nicht-materielles Wesen sieht und empfindet unsere Seele alles gleichzeitig, denn sie lebt in der Gegenwart. Für die Seele existieren weder Vergangenheit noch Zukunft. Sie ist der Zeit nicht unterworfen, wertfrei, hat ein riesiges Bewusstsein und Zugang zu unserem Unterbewusstsein. Unsere Seele koordiniert die Abläufe in unserem Körper und ist maßgebend an der Schaffung des Egos beteiligt.

Helferwesen:

Darunter verstehe ich ist unseren Verbindungsmann zur nicht-materiellen Welt. Quasi unser „Torwächter" in die geistige Welt. Das Helferwesen steht in regem Kontakt mit unserem Geist und ist nicht-materiell. Es hat ein eigenes feinstoffliches Energiefeld und wird dadurch als Persönlichkeit wahrgenommen. Dabei ist es Teil eines größeren Bewusstseins. Das Helferwesen wird oftmals als Geistführer, Höheres Selbst, Schutzengel, usw. bezeichnet. Das Helferwesen koordiniert was aus der geistigen Welt zu uns durchdringt und kann – unter Umständen - vom Ego wahrgenommen werden.

Gott:

Gott ist die Energieform mit der höchsten Schwingung. Gott und das Leben sind für mich eins, denn ohne Leben wäre nichts möglich und ohne Gott wäre Leben nicht möglich. Gottes Kraft und Bewusstsein wirkt durch das Leben auf alle Ebenen hindurch und ist in steter Verbindung mit allem was lebt.

Voraussetzungen des Heilens

Warum wollen Sie ein Heilmedium werden?

Jeder kann ein Medium werden. Ein Heilmedium kann jedoch nur derjenige werden, der den innigen Wunsch hat zu helfen und der imstande ist, seine eigenen Bedürfnisse zurückzustellen. Die persönlichen Beweggründe sind das Fundament Ihrer Arbeit mit der geistigen Welt. Sie entscheiden über Erfolg oder Misserfolg – nicht nur bei der Arbeit mit der geistigen Welt, sondern bei allem, was Sie in Ihrem Leben tun oder lassen. Ihre Motivation ist der Antrieb.

Ich habe durch meine Ausbildungen in England und meine Arbeit als Übersetzer für englischsprechende Medien viele gute und schlechte Medien kennengelernt. Die guten Medien hatten eines gemeinsam: eine klare Vision und den ehrlichen, tiefgreifenden Wunsch zu helfen. Es ging diesen Medien nicht in erster Linie darum, von ihrer Medialität oder Heilfähigkeit leben zu können, sondern im Vordergrund stand immer der innige Wunsch, anderen Menschen zu helfen. Dass sie gerade dadurch sich selbst halfen und sich ihre Lebenssituation verbesserte – auch finanziell –, war eine angenehme Nebenerscheinung.

Die weniger guten Medien, die ich kennenlernte, hatten ebenfalls von Beginn weg eine klare Vision: Sie wollten die Arbeit mit der geistigen Welt nutzen, um so schnell wie möglich davon leben zu können. Viele dieser Medien arbeiten heute nicht mehr in der Branche. Der Druck, unter den sie sich selber setzten, war zu groß. Mit Druck kann man *vielleicht* in der materiellen Welt etwas erreichen. In der geistigen Welt geht das nicht. Was ich dort erzwingen will, entzieht sich mir. Die geistige Welt lässt sich nicht missbrauchen. Doch es ist nicht ausgeschlossen, dass ein Mensch, der anfänglich scheitert, nach einem Reifeprozess einige Jahre später sein Ziel mühelos erreicht.

Der Ehrlichkeit halber möchte ich Ihnen nicht vorenthalten, dass ich zu Beginn zur zweiten Gruppe gehörte. Ich steckte damals in einer verzwickten Lebenssituation. Als ich mein Importunternehmen aufgeben musste, das ich während acht Jahren mit viel Leidenschaft und großem Einsatz geführt hatte, war ich verunsichert und fühlte mich als Versager. Ich hatte keinen Plan und keine Ahnung, was ich in Zukunft machen wollte, und meine Existenzangst wurde immer größer. Mit Geld, so dachte ich, könnte diese Angst besiegt werden. Zudem war mein Selbstwertgefühl am Boden. Meinem Umfeld konnte ich weder meinen inneren Gemütszustand noch die äußere Situation eingestehen. Was würden die denn von mir denken?

Als ich meine Medialität und die Fähigkeit zu heilen entdeckte, versuchte ich zuerst, die Strategien aus meinen Geschäftstätigkeiten zu wiederholen. Das Heilen sollte mein neues Geschäft werden und meine finanzielle Zukunft sichern. Ich würde nie mehr arbeiten müssen! Als die Kundschaft ausblieb und meine letzten Ersparnisse aufgebraucht waren, realisierte ich, dass ich mich auf meine ursprünglich erlernten Fähigkeiten zu besinnen hatte. Als gelernter Automechaniker konnte ich mit Werkzeugen umgehen – und plötzlich flog mir wie aus dem Nichts Arbeit zu. Meine innere Stimme sagte mir damals klar und deutlich: »Komm auf den Boden zurück und schaffe das Fundament für dein Haus, statt in der Höhe nach den Sternen zu greifen und keinen Landeplatz zu haben. Was du tun willst, ist richtig, doch es braucht Zeit und muss langsam wachsen. Die Saat ist gesetzt, und ist die Zeit reif, wird sie aufgehen. Nimm die Arbeit an, die dir zufällt. Es wird immer zum Leben reichen und du wirst alles erhalten, was du brauchst.«

Sie sehen, nichts lässt sich erzwingen. Gewohnte Muster haben in der geistigen Welt keinen Bestand. Stattdessen wird ein neues Muster gewoben. Dieses ist nicht auf den ersten Blick erkennbar, doch Sie werden es sehen – wenn Sie Ihrer inneren Stimme vertrauen.

Es ist viel Zeit vergangen seit meiner Geschäftsaufgabe und meine Existenzängste sind längst verschwunden. Heute ist mein Selbstwertgefühl schier unerschütterlich. Mein Vertrauen in mich selber und in meine innere Führung ist gefestigt, und seit Jahren fühle ich mich nicht mehr als Versager. Ich hätte versagt, wenn ich nicht ausgestiegen und den Bettel hingeworfen hätte. Alles, was ich aufgegeben habe, ist ein Gewinn für mich, weil es mich nicht mehr belastet. Was andere von mir denken, interessiert mich heute kaum noch. Ich denke schließlich auch, was ich will, und das Recht möchte ich niemandem vorenthalten.

Auch meinen Lebensunterhalt kann ich immer bestreiten, es mangelt mir an nichts. Als ich mit meiner Lebenspartnerin und ihren vier Kindern zusammenzog und später noch unsere gemeinsamen Kinder geboren wurden, wurden die finanziellen Belastungen größer. Doch je mehr Geld ich benötigte, umso mehr Gelegenheiten erhielt ich, Geld zu verdienen. Geld ist nach wie vor wichtig, denn es ist Zahlungs- und Tauschmittel. Wirkliche Probleme lassen sich mit Geld aber nicht lösen. Das, was mich verändert hat und mir half, meine Probleme zu lösen, war das Vertrauen in meine innere Führung.

Es gibt viele Bücher über positives Denken und Wünsche ans Universum. In einigen davon wird stark suggeriert, dass Geld in rauen Mengen einfach mir nichts dir nichts zu uns geflogen kommt, wenn wir dies oder das dafür tun oder wünschen. Das macht mich manchmal traurig. Es stimmt zwar, dass Reichtum für jeden Menschen erschwinglich ist und tatsächlich in rauen Mengen zu einem geflogen kommt. Viel Geld zu haben hat jedoch mit Reichtum nichts zu tun. Es ist nicht das Geld, das zu einem geflogen kommt. Selbstzufriedenheit, das Vertrauen, die Dankbarkeit und nicht zuletzt die Demut ist der wahre Reichtum der für jeden Menschen in Hülle und Fülle vorhanden ist.

Geld allein kann es nicht sein. Ihre innere Führung wird dafür sorgen, dass Sie immer über genügend Mittel verfügen um all Ihren Verpflichtungen nachzukommen und ein angenehmes Leben in Frieden mit sich und ihrem Umfeld zu leben. Ihre innere Führung wird Sie aber auch davor bewahren, wenn Sie ihr vertrauen, der Gier nach Geld nachzugeben. Der Dalai Lama hat einmal gesagt: „Die Erde hat genug für jedermanns Bedürfnisse, aber nicht für jedermanns Gier."

Ich liebe Geld. Genau wie Sie wünsche ich mir ein Leben ohne finanzielle Desaster und in bescheidenem Luxus. Aber ich bin nie und nimmer bereit mich für schnöden Mammon aufzugeben. Lieber fahre ich eine zwanzigjährige Karre, die ich mir leisten kann, als einen schicken Schlitten, wenn ich dafür meine Werte aufgeben muss. Und einer meiner Werte ist, dass ich nicht wünsche, dass derjenige, der eh nichts hat, noch ausgenommen wird, wenn er um Hilfe bittet.

Die Ausbildung zum Heilmedium

Niemand wird ein Heilmedium durch trockene Theorie. Jegliche Form des geistigen Heilens lernt man durch Erfahrung.

Sie können diese Erfahrungen auf verschiedenen Wegen machen. In den Lehrgängen und Kursen, die angeboten werden, steht meistens eine andere mediale Ausbildung im Zentrum, etwa die mediale Kommunikation. Heilung ist oft Nebensache. Das ist schade, denn Trance Healing verstärkt alle medialen Fähigkeiten.

Ich biete selbst einen reinen Trance-Healing-Lehrgang an. Er besteht aus vier Modulen à zwei Tage und ein paar Übungstagen und findet über ein halbes Jahr verteilt statt. Meine Erfahrung hat gezeigt, dass das genügt, um aus Ihnen ein solides Heilmedium zu machen. Vorausgesetzt, Sie praktizieren Trance Healing zuhause, sei es mit Menschen, mit Tieren oder alleine.

In einem Kurs können Sie Techniken erlernen. Die wesentlichen Veränderungen in Ihnen finden jedoch außerhalb von

Kursen und Schulungen, während Ihres Alltags statt. Dort haben Sie Ihre Übungsfelder und Herausforderungen. Was nützen Ihnen jahrelange, teure Schulungen, wenn Sie nicht imstande sind, Ihr Leben zu leben?

Ich bitte Sie an dieser Stelle, auch die zweite wichtige Voraussetzung für jede Arbeit mit der geistigen Welt zu beherzigen: Benutzen Sie Ihren gesunden Menschenverstand. Nicht alles, was viel kostet, ist auch viel Wert. Was hingegen von tragender Bedeutung ist, ist Ihre Motivation. Machen Sie sich *darüber* Gedanken.

Etwas haben Sie bereits richtig gemacht. Sie haben sich dieses Buch gekauft. Es wird Sie ans Ziel bringen, wo immer dieses Ziel auch liegt. Ich weiß nicht, wo Ihre Reise Sie hinführen wird, doch ich kann Ihnen versichern, dass sie hier und jetzt beginnt und dass diese Reise Sie nicht mehr kostet als das, was Sie für dieses Buch ausgegeben haben.

Meine eigene Ausbildung in spirituellen Angelegenheiten begann schon früh und auf eine ganz natürliche Weise. Mit »früh« meine ich nicht Erlebnisse aus der Kindheit. Ich kann mich nicht daran erinnern, als Kind Erfahrungen mit Wesen gemacht zu haben, die für andere unsichtbar waren – abgesehen von meinen unsichtbaren Gefährten beim Spielen. Das erachte ich als normal bei Kindern. Zugegeben, es stellt sich die Frage, wo die Grenze zwischen Fantasie und Realität verläuft. Kämpft ein kleiner Junge mit seinem Holzschwert tatsächlich gegen einen Geist oder stellt er sich den Gegner lediglich vor? Und wer ist die unsichtbare Person, mit der ein kleines Mädchen redet, wenn es mit seinen Puppen spielt? Unsere Kinder tun das andauernd. Sind aber die Schlange in der Nacht und das Monster im Schrank auch Realität? Für das Kind, das sich davor fürchtet, sind sie es. Für uns Erwachsene nicht; wir wollen diese Art von Realität aus den Köpfen der Kinder verschwinden lassen. Wenn es denn so war, dass ich in früher Kindheit Geister gesehen habe, dann sind sie mit den Monstern verschwunden.

Meine Ausbildung begann an einem Tag vor fast 30 Jahren, als meine damalige Freundin bei einem Unfall ums Leben kam. Sie ertrank in einem Fluss, der durch ein wunderschönes Tal im Süden der Schweiz fließt. Ich breitete einige Meter vom Ufer entfernt die Badetücher aus. Plötzlich rief ein Junge aus unserer Gruppe: »He, was ist denn da los!« Ich wendete den Kopf zum Fluss hin und sah gerade noch, wie meine Freundin ausrutschte und im kalten Wasser verschwand. Die starke Strömung riss sie mit und einen Wasserfall hinab. Dessen Strudel hielten sie unter Wasser gefangen, bis Taucher der Polizei sie am späten Nachmittag heraufholten. Für mich war es die erste Begegnung mit dem Tod. Ich konnte ihn jedoch in keiner Weise als Ende unseres Daseins akzeptieren. In diesem Moment begann meine Suche nach dem Sinn.

15 Jahre später, nach verschiedenen Ausflügen in die Welt der Esoterik, wurde ich Übersetzer für ein Medium aus England. Meine Tante, Emmi Rissi, ein seit über 30 Jahren in der Ostschweiz praktizierendes Medium, hatte mir zu dieser Arbeit verholfen. Das englische Medium war Pat Campbell, eine Dame, die der guten Miss Marple aus den alten Filmen zum Verwechseln ähnlich sieht. Ich bin kritisch und glaube nicht alles, was ein Medium oder ein Politiker sagt. Aber meine »Miss Marple« hat mich mehrmals aus den Socken gehauen. Pat und ich sind mittlerweile gute Freunde, und noch immer nehme ich mir die Zeit, für sie zu übersetzen, wenn sie in der Schweiz weilt oder mit Emmi Workshops in England organisiert. Dadurch habe ich nicht nur viele Medien und deren Techniken und Philosophien kennengelernt, sondern auch, wie ich mich mit ihnen energetisch verbinden kann.

Eines der Medien, für das ich in England übersetzte, war Dave Russel. Er brachte mich auf die Idee, nach Stansted ans Arthur Findlay College zu gehen, eine weltweit einzigartige Einrichtung, die Kurse und Seminare bei einigen der besten Medien der Welt anbietet. Das College selbst gehört der SNU (Spiritual National Union), einer kirchlich-spirituellen Einrichtung. Wie bereits erwähnt, ist Spiritualismus in England eine anerkannte Landesreligion. Die Kurse sind jedoch nicht religiös, sondern decken alle Arten und Richtungen medialer Arbeit ab, von Schamanismus über Astrologie, Medialität und Heilen bis zu Inspiriertem Zeichnen, Trance, Trance Healing und vielem mehr. Ich besuchte das College während mehreren Wochen im Jahr und hatte das Glück, Eileen Davis, Glyn Edwards, Simon James, Paul Jacobs, Su Wood, Steven Upton, Leah Bond, Muriel Tennant, Simone Key und andere als Lehrer zu erleben – alle hervorragende, international etablierte Fachleute auf ihrem Gebiet.

Das genügte mir aber nicht. Ich wollte wissen, wie in England die Spiritualität, die einen großen Stellenwert zu haben schien, in den Zentren und Kirchen gelebt wurde. Ein Wohnmobil später befand ich mich auf einer dreimonatigen Reise durch England und fand heraus, dass dort auch alle mit Wasser kochen, die englische Küche nicht sonderlich schmackhaft, dafür fetthaltig ist und dass institutionalisierte Spiritualität und festgelegte Regelwerke für Ausbildungen auf diesem Gebiet versagen. Zu viel Energie wird auf die Frage verschwendet, was richtig und korrekt und was unbedingt falsch ist. Es wird gewertet und verteufelt, was das Zeug hält.

Meine eigene Philosophie ist simpel einfach. Nicht Kurse und Schulungen sind das Zentrum einer Ausbildung; diese bestätigen höchstens die Richtung und helfen, verschiedene Techniken zu erlernen. Wer seine Fragen nicht aus dem alltäglichen Leben heraus stellt und sein Wissen nicht in den Alltag integriert, ist auf dem falschen Dampfer. Das Leben selbst ist der Lehrer. Jede Begebenheit ist Schulung und jedes Wort Wissen. Meine innere Stimme hatte mich nicht belogen und mich über all die Jahre, seit jenem Tag vor fast 30 Jahren, kontinuierlich geführt und ausgebildet.

Mein Wunsch an Sie

Ich will Sie nicht umpolen, wenn Sie einen Glauben leben. Leben Sie bitte Ihren Glauben. Nehmen Sie das, was ich sage, auch nicht einfach an. Sie sollen keinesfalls Ihre Weltanschauung – und da beziehe ich Ihre Anschauung oder Ihr Konzept der geistigen Welt mit ein – durch meine ersetzen. Ich meißle meine heutigen Erkenntnisse auch nicht in Stein, denn das würde jede Entwicklung ausschließen. In diesem Buch finden Sie meine Wahrheit, meine Weltanschauung und das Konzept, das ich aufgrund von Erfahrungen durch meine Arbeit entwickelte. Bis jetzt hat Trance Healing immer gewirkt, unabhängig vom religiösen oder gesellschaftlichen Hintergrund, den ein Kursteilnehmer oder ein Patient hatte.

Die Darstellungen einer Ordnung innerhalb der materiellen und geistigen Welt verstehe ich als Hilfsmittel, um den Prozess des Heilens und wie dieses funktioniert zu veranschaulichen. Sie können dieses bildliche Konzept gerne annehmen, Sie können es aber auch ablehnen, ausweiten oder mit Ihren persönlichen Anschauungen ergänzen; Sie dürfen es auch, wenn Sie nicht anders können, verkomplizieren. Gehen Sie damit um, wie es Ihnen beliebt. Mir geht es darum, Sie *erfahren* zu lassen, dass Trance Healing funktioniert, egal, was Sie glauben.

Meine Bitte an Sie ist folgende: Was immer Sie in der Vergangenheit über die geistige Welt, das Leben nach dem Tod, Engel und aufgestiegene Meister, über Religion, Wiedergeburt oder das Paradies am jüngsten Tag erfahren haben und wissen oder zu wissen glauben – legen Sie es für den Moment beiseite. Wenn es Ihnen möglich ist, dann hören Sie für den Moment auf zu vergleichen. Sie verlieren nichts, wenn Sie eine kurze Zeit lang ohne vorgefertigte Meinung an ein Thema herangehen. Wenn Sie sich mit Trance Healing beschäftigt haben und durch Übungen neue Erfahrungen machen konnten, ist es früh genug, die so gewonnenen Erkenntnisse in Ihr Weltbild einzufügen. Geben Sie mir und sich die Chance, etwas von Grund auf zu verstehen.

Lassen Sie keine Übung aus. Führen Sie die Übungen auch dann durch, wenn Sie bereits anderweitig Erfahrungen mit medialer Arbeit, Energiearbeiten oder spirituellem Heilen gesammelt haben und es schon »können«, und machen Sie die Übungen am Besten genau so, wie sie beschrieben sind. Jede

Übung und jeder Schritt darin haben ihren Sinn. Manchmal wird dieser erst zu einem späteren Zeitpunkt ersichtlich.

Schenken Sie sich genügend Zeit. Stellen Sie sich einen inneren Raum vor, in den Sie gehen, wenn Sie Trance Healing üben. Lassen Sie den Alltag und seine Probleme vor der Türe dieses Raumes zurück. Ich verspreche Ihnen, alle Ihre Probleme werden brav auf Sie warten und sind, nachdem Sie geübt haben, noch genau so groß oder klein wie zuvor. Sie sollten sich diese Zeit erst recht dann geben, wenn Sie lernen möchten, Ihre Probleme mit Trance Healing zu lösen. Die geistige Welt hilft, wo sie kann und wird Sie tatkräftig darin unterstützen, Ihre Probleme selbst lösen zu können.

Es gibt keine Kraft, Gewalt oder Macht, die für Sie Ihre Probleme löst. Wäre das der Fall, so würde bei jeder Lösung eines Problems ein neues entstehen. Selbstverantwortung ist eines der universellen Gesetze. Jeder ist verantwortlich für sein Handeln und für das, was aus seinem Munde kommt. Der Einfluss der geistigen Welt reicht nur so weit, wie Sie wünschen und es möglich machen.

Im Herbst 2012 wurde uns das Mietsverhältnis für das Haus, in dem ich mit meiner Familie wohnte, gekündigt. Das wundervolle alte Haus, das auch ein Atelier für meine Arbeit und eine Werkstatt umfasste, lag in der Nähe des Bahnhofs, 300 Meter von meinem Arbeitsplatz in der Fabrik und zehn Gehminuten von der Schule entfernt. Der Mietpreis war bezahlbar, alles schien ideal für unsere achtköpfige Großfamilie. Nur die Vermieterin mochte uns nicht. Sie hatte Angst, dass in dem Haus wegen der Kinder alles kaputtgehe und war außerdem der Meinung, wir würden zu wenig Miete bezahlen.

Als die Dame uns kündigte, öffneten meine Frau und ich eine Flasche Sekt und feierten den Rauswurf. Die Spannungen zwischen der Vermieterin und uns waren nicht angenehm gewesen. Unser Umfeld reagierte geschockt. »Ihr werdet nie wieder etwas derart Ideales finden. Nicht zu dem Preis! Der Wohnungsmarkt ist ausgetrocknet, und die Mieten für Häuser sind in den vergangenen zwei Jahren regelrecht explodiert.«

Ich sprach mit meinem Helfer aus der geistigen Welt und machte ihm und mir selber klar, dass wir etwas Neues benötigten. Es gab noch die Möglichkeit, mit der Vermieterin zu kämpfen und den Rauswurf um ein Jahr hinauszuschieben, denn ein

Kündigungsgrund bestand nicht. Wir pflegten das Haus wie unser eigenes und zahlten pünktlich Miete und alle anfallenden Nebenkosten. Streiten wollte ich nicht. Warum sollte ich darum kämpfen, an einem Ort zu bleiben, wo wir nicht willkommen waren? Meinem Helfer aus der geistigen Welt versprach ich, das Meinige zu tun, um etwas zu finden. Ich machte ihm aber auch klar, dass ich in meinen Möglichkeiten begrenzt sei. Ich könne nicht über den Tellerrand hinaussehen, er schon. So bat ich ihn darum, schnell das Richtige für uns zu finden. Das war Ende Oktober.

Einen Monat später, es war ein Samstag, packte mich der Drang, für meinen Sohn ein paar Skischuhe zu kaufen, und zwar in einem ganz bestimmten Geschäft, in dem ich noch nie zuvor gewesen war. Ich wusste, dass dieser Laden bald dichtmachen würde. Meine Frau fragte, ob es unbedingt heute sein müsse, und ich antwortete: »Ja, heute Morgen!«

Wir fuhren nach Sarnen, etwa acht Kilometer von unserem Wohnort entfernt, und parkten das Auto. Beim Aussteigen fiel mir auf der anderen Seite des Parkplatzes ein Schild auf. »HAUS ZU VERMIETEN« stand da, darunter eine Telefonnummer. Sofort wählte ich die Nummer. Der Hausbesitzer war *zu-*

fällig auf dem Weg zum Haus, und zehn Minuten später konnten wir es besichtigen. Es war ideal, aber der Mietpreis war viel zu hoch für uns. Wir bedankten uns beim Besitzer für die Zeit und die Besichtigung und verließen das Haus wieder. Schade, dachten wir. Es hätte uns sehr gefallen.

Am folgenden Montag klingelte mein Handy. Der Hausbesitzer war dran. Er fragte, ob wir noch interessiert seien. Er habe es mit seiner Frau besprochen und sei der Meinung, er könne für die nächsten zehn Jahre einen Tausender weniger Miete pro Monat verlangen. Dafür sei einer Familie gedient. Und ob wir noch interessiert waren!

Seitdem leben wir nun in dem neuen Haus, mitten in dem malerischen Städtchen Sarnen, wenige Gehminuten von Einkaufsmöglichkeiten, Post, Bahnhof und Schulen entfernt. Alle sind wir zufrieden und glücklich. Auch den Kindern gefällt es besser. Es ist nicht luxuriös, doch die Raumaufteilung ist genial, und der Vermieter baute eine neue Küche und ein neues Bad ein. Unser neues Zuhause verfügt sogar über ein kleines Atelier mit separatem Eingang, ideal für meine Behandlungen und die Schreiberei. Wir sind sehr dankbar für unser Daheim, das erst noch schöner und besser ist als unser altes Zuhause.

Mein Freund aus der geistigen Welt versteht es, mich zu lenken. Er gab einen kräftigen Impuls, so dass ich an diesem Samstag die Skischuhe für meinen Sohn holen *musste*. An unser Problem mit dem Haus hatte ich in diesem Augenblick überhaupt nicht gedacht. Das Entgegenkommen des Hausbesitzers zeigt weiter, dass wir willkommen sind. Das hatte ich mir, nach den Erfahrungen mit der ehemaligen Vermieterin, von Herzen gewünscht. Ich hatte nicht um den Preis gefeilscht, sondern dem Hausbesitzer lediglich unser Limit mitgeteilt. Der Vermieter bot den tieferen Preis von sich aus an. Ich bin ihm sehr dankbar dafür.

Die Geschichte mit unserem neuen Zuhause ist ein wunderschönes Beispiel dafür, wie die geistige Welt Probleme des Alltags lösen hilft. Sie gibt Impulse – und wir müssen lernen, diesen zu folgen. Ich muss nicht wissen, warum ich in einem bestimmten Moment unbedingt einen bestimmten Weg gehen will. Ich muss ihn lediglich gehen. Liegt dann ein Tausender auf der Straße, beklage ich mich nicht. Würden Sie sich beklagen, wenn Ihnen so geholfen würde?

Damit wir Impulse aus der geistigen Welt umsetzen können, müssen wir an unserer Feinfühligkeit arbeiten. Die Zeichen, die uns gegeben werden, sind keine großen Offenbarungen. Es sind Gefühle, Ideen, Gedankenblitze oder, wie bei mir, der Wunsch, in einem Moment etwas ganz Bestimmtes zu tun. Oftmals ist es bei mir der Wunsch etwas Bestimmtes für jemand anderen zu tun. Wie in dem Beispiel mit den Skischuhen für meinen Sohn. Üben können wir das, in dem wir lernen, uns selber besser wahrzunehmen.

1 SICH SELBST FÜHLEN

Übung 1: Die Selbstwahrnehmung

Als erste Übung unternehmen Sie eine Reise durch Ihren Körper. Ich empfehle Ihnen, dafür einen ruhigen, ungestörten Platz zu suchen, das Telefon auszuschalten und sich gemütlich hinzusetzen. Wir führen diese Übung im Sitzen durch. Damit ist die Gefahr, dass Sie währenddessen einschlafen, um einiges geringer. Falls Sie dennoch einschlafen, versuchen Sie es einfach später erneut.

Schließen Sie die Augen und atmen Sie tief ein und aus. Kommen Sie erst einmal an. Entspannen Sie sich. Sie beginnen einen neuen Abschnitt in Ihrem Leben. Schenken Sie sich die Zeit dafür. Machen Sie einen bewussten Atemzug nach dem anderen und damit einen Schritt nach dem anderen.

Lenken Sie Ihre Aufmerksamkeit ganz auf Ihren Atem. Fühlen Sie, wie er ein- und ausströmt. Machen Sie sich bewusst, dass Atmen Leben ist. Das Wesentlichste, was Sie von einem verstorbenen Menschen unterscheidet, ist Ihr Atem. Ein toter Körper atmet nicht. Sie atmen. Gott hat Ihnen Leben eingehaucht. Also atmen Sie und beobachten Sie, wie Ihr Atem in Sie hinein- und aus Ihnen hinausströmt. Ihr Atem erfüllt Sie mit Lebensenergie, und mit ihm reist verbrauchte Energie wieder aus Ihrem Körper hinaus, in einem steten Wechsel aus Spannung und Entspannung. Jedes Einatmen bringt frische Lebenskraft, jedes Ausatmen entspannt Sie mehr und mehr.

Gehen Sie nun mit Ihrer Aufmerksamkeit zum kleinen Zeh an Ihrem linken Fuß. Atmen Sie bewusst dorthin. Wie fühlt sich Ihr kleiner Zeh an? Spüren Sie ihn? Ist er kalt oder warm? Fühlt er sich eingeengt an oder hat er viel Platz? Nehmen Sie ihn wahr, schenken Sie ihm Ihre ganze Aufmerksamkeit und beobachten Sie ihn. Nehmen Sie sich ein paar Atemzüge Zeit für ihn. Wenn Sie nichts fühlen, dann nehmen Sie einfach das Nichtfühlen wahr.

Folgen Sie nun Ihrem Atem, gehen Sie mit Ihrer Aufmerksamkeit zum zweiten Zeh an Ihrem linken Fuß und wiederholen Sie das

Ganze während drei bis vier Atemzügen. Nehmen Sie alles wahr – Kälte, Wärme, Enge, Weite. Beobachten Sie und schenken Sie Ihrem Körper Ihre volle Aufmerksamkeit.

Nun folgen Sie Ihrem Atem weiter und gehen mit Ihrer Aufmerksamkeit zum dritten, dann zum vierten und schließlich zum großen Zeh. Wiederholen Sie das Ganze immer während drei, vier Atemzügen.

Fühlen Sie nun alle fünf Zehen am linken Fuß zusammen. Wie fühlen sie sich an? Achten Sie auf alles: auf die Temperatur, wie eng die Zehen beisammen sind, wie sich die Krümmung der einzelnen Zehen anfühlt – einfach alles.

Als nächstes folgen Sie Ihrem Atem zur Sohle Ihres linken Fußes. Wie fühlt sich die Sohle an? Steht sie fest auf dem Boden oder schwebt sie fast darüber? Ist sie kalt? Kribbelt es darin? Schmerzt sie? Achten Sie während drei, vier Atemzügen darauf, wie sich die Sohle anfühlt. Wenn Sie nichts fühlen, nehmen Sie das Nichtfühlen wahr.

Dann folgen Sie Ihrem Atem weiter zu Ferse, Rist, Knöchel und Fußgelenk und wiederholen das Ganze. Für jeden Körperteil nehmen Sie sich drei, vier Atemzüge Zeit, um wahrzunehmen. Fühlen Sie dann den Fuß als Ganzes. Achten Sie auf alles, ohne es zu beeinflussen oder verändern zu wollen. Denken Sie sich nichts dabei, wenn Ihr Fuß sich kalt anfühlt oder Sie gar nichts fühlen. Nehmen Sie nur wahr und folgen Sie dann Ihrem Atem zum nächsten Körperteil.

Wie fühlt sich der Unterschenkel an? Wie die Wade, das Schienbein, die Knochen, die Muskeln? Nehmen Sie dann das Kniegelenk wahr, die Kniescheibe, den Knorpel dazwischen, die Bänder, das Knie als Ganzes. Dann den Oberschenkelknochen, den Beuge- und Streckmuskel, den Oberschenkel als Ganzes, die Hüftpfanne, die ganze Hüfte. Dann das Bein als Ganzes. Nehmen Sie sich für jeden Körperteil drei, vier Atemzüge Zeit.

Nun folgen Sie Ihrem Atem zum kleinen Zeh an Ihrem rechten Fuß und wiederholen, was Sie bereits auf der linken Seite gemacht haben. Achten Sie nun zusätzlich auf den Unterschied zwischen links und rechts; der linke Fuß fühlt sich selten gleich an wie der rechte Fuß.

Wenn Sie bei der rechten Hüfte angelangt sind, fühlen Sie ein paar Atemzüge lang beide Beine als Ganzes, dann Ihre Hüfte als Ganzes. Es folgen nun das Gesäß, der Unterleib, der untere Rücken, der Magen und die Bauchgegend. Fühlen Sie Ihre inneren Organe. Wie fühlen sie sich an? Versuchen Sie jedes einzelne Organ wahrzunehmen: die Niere, der Magen, die Leber, die Blase, die Lunge. Wenn Sie nicht genau wissen, wo die Organe sind, achten Sie einfach darauf, wo und was Sie fühlen, wenn Sie an ein bestimmtes Organ denken. Wo fühlen Sie die rechte Niere? Wie fühlt sie sich an? Schmerzt sie? Fühlen Sie gar nichts? Nehmen Sie sich Zeit und nehmen Sie wahr.

Folgen Sie jetzt Ihrem Atem zu Ihrem unteren Rücken und reisen Sie Wirbel für Wirbel die Wirbelsäule hoch bis zu den Schultern. Fühlen Sie die einzelnen Wirbel und die dazwischenliegenden Bandscheiben. Fühlen sich diese beweglich an oder versteift? Ausgetrocknet oder agil? Hart oder weich? Nehmen Sie sich für jeden Wirbel zwei, drei Atemzüge Zeit. Dann fühlen Sie die Wirbelsäule als Ganzes. Atmen Sie in die Wirbelsäule hinein. Was nehmen Sie wahr? Ist sie gestreckt, versteift, beweglich, schmerzend? Nehmen Sie sich Zeit dafür. Kribbelt es irgendwo? Und wie fühlt sich die Muskulatur entlang der Wirbelsäule an?

Wie fühlen Sie die Schulterblätter, das Schultergelenk, das Schlüsselbein auf der linken Seite? Nehmen Sie dann den linken Arm wahr, von den Schultern bis in die Fingerspitze des kleinen Fingers und in den Fingernagel, wie Sie es bei den Beinen gemacht haben, Atemzug für Atemzug. Fühlen Sie dann Ihren linken Arm als Ganzes.

Wiederholen Sie alles von der rechten Schulter an. Nehmen Sie jeden Teil Ihres rechten Arms wahr und beobachten Sie ihn ein paar Atemzüge lang. Achten Sie auf den Unterschied zwischen links und rechts. Fühlen Sie dann beide Arme zusammen. Bleiben Sie bei jedem Körperteil für drei, vier Atemzüge. Sie haben alle Zeit der Welt, um Ihren Körper wahrzunehmen.

Wenn Sie während der Übung in Gedanken abdriften, seien Sie nicht streng mit sich. Kehren Sie sanft mit Ihrer Aufmerksamkeit zu Ihrem Atem zurück. Fühlen Sie, wie er ein- und ausströmt und Sie mit Lebensenergie erfüllt. Erinnern Sie sich daran, bei welchem Körperteil Sie waren, bevor Sie abgedriftet sind. Folgen Sie Ihrem Atem, nehmen Sie den betreffenden Körperteil noch einmal wahr und gehen Sie von dort aus weiter. Sie können nichts falsch machen.

Nach den Schultern folgen Sie Ihrem Atem zu Ihrem Hals mit der Luftröhre, der Speiseröhre, der Halsmuskulatur, dem Nacken, dem Genick und den Halswirbeln bis zum Atlas, dem obersten Halswirbel. Atmen Sie drei, vier Atemzüge lang in den jeweiligen Körperteil und nehmen Sie wahr, wie er sich anfühlt.

Nun kommt der Kopf an die Reihe, begonnen beim Kinn. Folgen Sie Ihrem Atem zum Mund, zur Zunge, zum Rachen, zum Kiefer, zum Gaumen und zu den Wangenknochen. Nehmen Sie sich immer drei, vier Atemzüge lang Zeit und beobachten Sie. Folgen Sie Ihrem Atem zur Nase, zur linken und rechten Nasenöffnung, zum linken und rechten Auge. Achten Sie auf die Unterschiede zwischen links und rechts. Dann folgen Sie Ihrem Atem zur Stirne, zur Kopfhaut und bis in die Haarspitzen.

Atmen Sie jetzt entspannt und gelassen. Achten Sie auf das Wunderwerk Körper und nehmen Sie ihn als Ganzes wahr. Immerzu fließt Ihr Atem ein und aus. Er erfüllt Ihren Körper mit der Lebensenergie, die Sie benötigen. Die verwendete Energie transportiert er gewandelt aus Ihrem Körper ab. Genießen Sie den ruhigen Atem eine Weile und kehren Sie dann sanft und langsam mit Ihrer Aufmerksamkeit zurück in den Raum, in dem Sie sich befinden.

Bewegen Sie Ihre Glieder und strecken Sie sich ein wenig. Werden Sie wieder wach und aufnahmefähig. Trinken Sie ein Glas lebensspendendes Wasser.

Diese Wahrnehmungsübung dauert zwischen einer halben und einer Stunde, je nachdem, wie ausführlich Sie durchgeführt wird. Sie können sie so oft wiederholen, wie Sie wollen. Verwenden Sie eine CD mit diesem oder einem anderen, ähnlichen Text, wenn das für Sie besser geht. Wenn Sie nicht so lange sitzen können, können Sie auch nur durch Teile Ihres Körpers reisen, zum Beispiel nur durch das Skelett oder die Organe. Die Übung tut Ihnen gut, entspannt Sie und ist für die Arbeit mit der geistigen Welt wichtiger, als Sie vielleicht denken.

Was ist unser physischer Körper und warum ist er so wichtig?

Der Menschliche Körper besteht aus circa 10kg Proteinen, 1kg Kohlenhydrate, 10-15kg Fette, 5-40kg Wasser und 3kg Mineralstoffen. In Prozenten ausgedrückt sind das 60% Wasser, 20% Proteine, 15% Fett und 5% Mineralien. Der Körper ist also eine Masse aus verschiedenen Stoffen.

Der Mensch besteht aber auch aus 10 Quadrilliarden Atomen (das ist eine 1 mit 28 Nullen!). *Alles* besteht aus Atomen - außer Energie, denn Atome bestehen aus ihr. Energie ist darum in allem zu finden. Aber was ist Energie? Ein Physiker würde vielleicht sagen: „Energie ist ein Mass dafür, wieviel Arbeit jemand oder etwas verrichten kann." Energie wäre demzufolge etwas wie ein Vorrat oder ein Zustand. Arbeit wäre ein Prozess.

Energie, so sagt der Physiker, ist wandelbar. Energie kann weder erzeugt noch verbraucht werden. Es ist unmöglich Energie herzustellen oder zu vernichten. Energie nimmt – innerhalb eines geschlossenen Systems – nie ab. Sie wird *immer* umgewandelt.

Was in der Physik ein „abgeschlossenes“ System genannt wird, kann man sich wie einen Raum unter einer Glasglocke vorstellen, durch die keine Energie hinein und hinaus dringen kann. Das ist die Kernaussage eines der wichtigsten Sätze der Physik, des „Energieerhaltungssatzes“. Das Universum stellt vermutlich ein solches System dar!

Im Alltag treten ständig die verschiedensten Energieformen auf: Thermische Energie; Bewegungsenergie; Lageenergie; chemische Energie; elektrische Energie; Energie in elektromagnetischen Feldern; Energie aus Kernverbindungen und wahrscheinlich noch weitere, uns noch unbekannte Energieformen. Überall und ständig wird Energie von einer Form in die andere umgewandelt. Eine der grössten Umwandlungsmaschinen ist die Erde selbst. Ziemlich viel Energie steckt in der gegenseitigen Bindung der Elementarbausteine in den Atomkernen, den Neutronen und den Protonen. Also auch in den 10 Quadrilliarden Atomen aus denen unser Körper besteht.

Albert Einsteins Formel ($E=mc^2$) besagt: Energie und Masse (also Materie) sind äquivalent – also gleichwertig. Masse (unser Körper ist eine Masse) ist eine Form der Energie und beides lässt sich ineinander umwandeln. Der Faktor, der Energie und Masse verknüpft, ist die Lichtgeschwindigkeit c. Licht bewegt sich mit etwa 300'000 Kilometern pro Sekunde. Das ist der Grund dafür, dass schon sehr wenige Gramm Masse einer riesigen Menge Energie entsprechen. (Quelle: Kernfragen.de)

Unser Körper ist also eine Masse *und* Energie. Eine außerordentliche Menge Energie sogar. Jede Zelle, jede Faser ist Energie. Und Energie ist, sofern sie einem bewusst wird, Information. Reisen wir durch unseren Körper, werden uns oft Dinge bewusst, die uns im Alltag nicht auffallen. Seien es unterschiedliche Temperaturempfindungen an Gliedern oder ein dumpfes Gefühl in der Magengegend. Durch die Aufmerksamkeit während der Wahrnehmungsübung entspannt sich unser Körper. Die Körperenergie kommt sozusagen „in Fluss". Blockaden oder Verspannungen kommen zu Tage, und vieles löst sich bereits, wenn wir dem betreffenden Körperteil Aufmerksamkeit schenken. Anhand der Gedanken, die sich dabei bemerkbar machen, ist es manchmal sogar möglich, die Ursache der Blockade oder Verspannung festzustellen. Wenn wir uns selber Zeit schenken, gewinnt unser Alltag an Qualität. Im Moment sollen jedoch nicht unsere Blockaden im Vordergrund stehen. Wichtiger ist, dass wir uns *bewusst* sind, dass unser ganzer Körper Energie ist. Wir nehmen uns als feste Materie wahr, doch bestehen wir aus Atomen und Atome bestehen aus Energie.

Wenn wir wissen, wie sich die Energie in uns anfühlt, dann erkennen wir die Unterschiede in den Energien, wenn wir mit jemand anderem in Kontakt treten – sei es mit jemandem aus der materiellen oder aus der nicht-materiellen Welt.

Viele Menschen glauben, dass ein Medium eine besondere Gabe hat; dass es alles sieht, weil es hellsichtig ist. Das ist ein Irrtum, der vielleicht daher kommt, dass 90-95% aller Sinneswahrnehmungen im Alltag optische Reize sind. »Das Wesentliche ist für die Augen unsichtbar.« (Antoine de Saint-Exupéry) Das gilt auch für unser inneres – das dritte – Auge.

Es nützt herzlich wenig, wenn ich einen Menschen oder ein Geistwesen bildlich vor mir sehe, jedoch nicht weiß, wie er oder es sich fühlt. Zudem lässt sich der Sehsinn von all unseren Sinnen am einfachsten täuschen. Das Fühlen – das Hellfühlen – ist die Basis für jedes gute Medium. Fühlen können wir nicht nur Gefühle, obwohl wir darüber am häufigsten reden. Es ist schnell gesagt: »Ich fühle mich nicht gut.« Oder: »Ich fühle mich krank.« Dass sich auch jeder Körperteil und jedes Organ, jeder Muskel und jeder Knochen einzeln fühlen lässt, haben Sie bei der ersten Übung festgestellt.

Wenn ich meinen Körper kenne, kann ich über die Veränderungen, die in mir geschehen, wenn sich jemand oder etwas mir nähert, feststellen, was in der anderen Person vor sich geht und wo der Schuh drückt. Die nächste Übung wird das verständlich machen.

Mein Körper war für mich früher nicht mehr als eine Maschine, die zu funktionieren hatte. Als Kind und Jugendlicher hatte ich mit dieser Einstellung auch keine Probleme, erst als junger Erwachsener geriet ich damit an Grenzen. Zum ersten Mal während der Zeit, als ich in die Freestyle-Nationalmannschaft der Schweiz berufen wurde. Ich war damals noch in der Lehre als Automechaniker und verdiente so gut wie nichts. Meine ersten internationalen Skirennen bestritt ich mit Material, das ich gebraucht gekauft hatte. Ich war glücklich, dass ich als Mitglied einer offiziellen Mannschaft nicht mehr alles Material selber bezahlen musste – allerdings durfte ich es auch nicht mehr frei wählen.

Zu Beginn meiner Karriere war ich mit einem etwas sonderbaren Paar Skischuhe gefahren. Es war ein handelsübliches Paar, das mehr durch Komfort als durch Renntauglichkeit überzeugte. Ich hatte die Schuhe von einem Freund erhalten, der mit Skischuhen handelte und orthopädischer Schuhmacher war. Er hatte meine Füße vermessen, mir spezielle Sohlen angefertigt und den Innenschuh so ausgeschäumt, dass alles perfekt passte. Ich hatte nie Probleme damit gehabt und war Ski gefahren wie ein junger Gott. Wegen der Ausrüsterverträge der Nationalmannschaft durfte ich aber nicht mehr mit diesem Schuh fahren.

Ich erhielt von einem der Ausrüster einen Rennschuh, der mir ebenfalls angepasst wurde, doch das nützte nichts. Von da an hatte ich Schmerzen an den sich immer verkrampfenden Füßen und öfters Schuhrand- und Fersenprellungen. Trotz gutem Trainer verschlechterte sich mein Fahrstil zuerst einmal, und die Freude, die mich zu Beginn immer angetrieben hatte, wich langsam, aber stetig von mir. Erst drei Jahre später, als ich wirklich nicht mehr konnte, hatte ich den Mut zu tun, was ich von Beginn weg hätte tun sollen: Ich pfiff auf die Ausrüsterverträge des Schweizer Skiverbandes und besuchte meinen Freund, der mir mit Freuden wieder einen Schuh zur Verfügung stellte und mir diesen so perfekt anpasste wie meinen alten Lieblingsschuh.

Es war nie mehr ganz dasselbe, doch hatte ich die Lektion gelernt. Mein Körper hatte mir längst alle Informationen (in Form von Schmerzen) übermittelt. Ich hätte lediglich auf ihn hören müssen und nach den ersten Versuchen mit dem neuen Schuh, so ideal und perfekt er äußerlich wirkte, *meinen* Weg weitergehen sollen. Auch dann, wenn ich vor die Wahl gestellt und aus der Mannschaft ausgeschlossen worden wäre. Den eigenen Weg kann man nicht in fremden Schuhen gehen.

Im Nachhinein ist man immer schlauer. Ich hätte mir noch manch anderen Schmerz, viel Ärger und eine schwere Knieoperation erspart, wenn ich meinen Körper besser beobachtet hätte.

Zum Skifahren ging ich nach meiner aktiven Rennkarriere nur noch selten. Dafür widmete ich mich intensiv der Fliegerei. Erst dank meinen Söhnen, denen ich das Skifahren jetzt beibringen darf, habe ich diese Sportart aufs Neue entdeckt. Sie haben Freude daran und stehen mir in Talent und Ausdauer in nichts nach. Meine Skischuhe habe ich mir mit Bedacht und

Herz ausgesucht: nicht das teuerste und modernste, sondern das bequemste und passendste Modell.

Viele Menschen, die zu mir in Trance-Healing-Behandlung kommen, haben körperliche Leiden und Schmerzen. Manchmal kann ich helfen, manchmal leider nicht. Es gibt jedoch auch Fälle, bei denen ich unmöglich helfen kann, weil ein Patient (ich wähle der Einfachheit halber die männliche Form) unter keinen Umständen dazu bereit ist, sein Leben in die eigenen Hände zu nehmen. Wie bei mir damals braucht es bei diesem Menschen noch eine gewisse Zeit, bis er das herausfindet und entsprechende Veränderungen in die Wege leiten kann. Früher oder später kommen diese Veränderungen sowieso.

2 DAS GEGENÜBER FÜHLEN

Übung 2: Wie wirken andere auf uns?

Für diese Übung benötigen Sie Hilfe von einem Mitmenschen. Dies kann Ihr Ehemann, Ihre Frau, Ihre Freundin, Ihr bester Freund, Ihre Mutter oder Ihr Vater, Ihr Nachbar oder Mitarbeiter sein oder auch jemand, den Sie überhaupt nicht kennen.

Es ist knifflig, jemanden um Mithilfe zu bitten bei einer Übung, die sich esoterisch oder übersinnlich anhört. Gerade in der Partnerschaft oder der Familie, wo ein Vertrauensverhältnis bestehen sollte, kann dies sogar sehr schwierig sein.

Wer Kurse zu diesen Themen besucht, tut dies oft so weit weg von seinem Zuhause wie möglich, um ja nicht jemanden zu treffen, der einen kennt. Diese Personen genießen es dann auch umso mehr, während den Kursen Gleichgesinnte zu treffen und sich mit ihnen austauschen zu können. Auch mir machen Kurse Spaß, egal ob ich sie leite oder besuche. Und viele liebenswerte Menschen hätte ich nie kennengelernt, wäre ich zuhause geblieben. Auch der Erfolg kommt schneller als daheim im stillen Kämmerlein.

Trotzdem ist es von Vorteil, sich bei den Menschen in Ihrem Umfeld zu »outen«. Sie werden staunen, wie viele Menschen sich für dieses Thema und für *Sie* interessieren, wenn sie erfahren, dass Sie Wege suchen, um weiterzukommen und zu helfen. Sich zu outen, ist, auf welchem Gebiet auch immer, eine fantastische Übung, um die eigenen Grenzen zu erweitern und sich von Zwängen zu befreien. Fragen Sie darum am besten diejenige Person um Unterstützung, die Ihnen zuerst in den Sinn gekommen ist, als Sie gelesen haben, dass Sie für diese Übung Hilfe benötigen.

Falls Sie alleine arbeiten wollen, lesen Sie die Übung gut durch, am besten gleich zwei Mal. Es eröffnen sich immer wieder Übungsgelegenheiten. Es schadet nichts, wenn wir im Alltag ab und zu ein wenig forschen und nachschauen, wie es unserem Gegenüber wirklich geht. Sie müssen sich dabei aber bewusst sein, dass Ihre Empfindungen und Gefühle nur bestätigt werden können, wenn Sie mit Ihrem Gegenüber darüber sprechen. Das benötigt mehr Mut und Aufwand, als jemanden einfach um

Hilfe zu bitten. Außerdem setzt es ein gewisses Fingerspitzengefühl voraus – wer mag es schon, einfach so »untersucht« zu werden, ohne zuvor um Erlaubnis gebeten worden zu sein?

Der große Vorteil, wenn Sie alleine arbeiten, ist, dass Sie viele gute, tiefe und intensive Gespräche erleben werden. Oft mit Ihnen völlig unbekannten Menschen, die sich unter Umständen tagtäglich, von Ihnen unbeachtet und unbemerkt, in Ihrer Nähe befanden. Wissen Sie was geschieht, wenn Sie anfangen andere Menschen mit Herz und Liebe zu beachten und ehrlich herausfinden wollen, wie es diesen Menschen geht? Sie werden ebenfalls bemerkt und beachtet und erhalten ehrliche Antworten. Einsamkeit – sollte das eines Ihrer Themen sein – gehört der Vergangenheit an.

Haben Sie jemanden gefunden, der Ihnen hilft, bereiten Sie einen ruhigen Platz vor und stellen Sie zwei Stühle hin. Bitten Sie Ihren Übungspartner, sich auf den einen Stuhl zu setzen und nehmen Sie ihm gegenüber Platz. Sagen Sie ihm, dass Sie etwas ausprobieren und eine Zeitlang ganz still mit geschlossenen Augen dasitzen werden. Bitten Sie ihn ebenfalls, einige Zeit still da zu sitzen und nicht zu sprechen. Das ist sehr wichtig.

Wenn Sie nun Ihre Augen geschlossen haben, nehmen Sie zwei, drei tiefe Atemzüge und entspannen Sie sich. Lassen Sie sich Zeit. Achten Sie auf Ihren Atem. Beobachten Sie, wie er ein- und ausströmt, ohne ihn kontrollieren zu wollen. Seien Sie sich bewusst, dass Atmen Leben ist und dass Sie sich mit jedem Ausatmen mehr und mehr entspannen. Sie atmen Leben, Kraft und frische Energie ein, und verbrauchte Luft und alles, was Sie nicht mehr benötigen, aus. Dabei werden Sie immer entspannter und lockerer.

Achten Sie auf Ihren Brustkorb, wie er sich im Rhythmus Ihres Atems hebt und senkt. Beobachten Sie, wie unter Ihrem Brustbein – beim Solarplexus oder Sonnengeflecht, wie dieses Energiezentrum auch genannt wird – im Rhythmus Ihrer Atemzüge Energie ein- und ausströmt. Wenn Sie das nicht wahrnehmen, legen Sie Ihre rechte Hand auf das Brustbein und bewegen sie diese im Atemzyklus vor und zurück. Die Wärme Ihrer Hand und die Temperaturunterschiede, die entstehen, wenn Sie diese vor- und zurückbewegen, unterstützen den Energiefluss. Ein steter Wechsel von Spannung (einatmen) und Entspannung (ausatmen) findet statt, ganz ohne Ihr Zutun. Während jedem Atemzug geschieht automatisch ein Austausch von Energie um Ihren Solarplexus.

Die Energie vor Ihrem Brustbein beginnt sich aufzubauen und dehnt sich aus. Sie können sich dazu eine Kugel aus Licht und Energie vorstellen, die sich bei jedem Atemzug in alle Richtungen ausdehnt. Diese Kugel – Ihr Energielicht – wächst und wächst, bis sie Ihren ganzen Körper umhüllt. Sie können fühlen, wie sich die Energie darin bewegt.

Ihre Lichtkugel dehnt sich weiter aus und umhüllt nun Ihr Gegenüber, wie sie zuvor Ihren eigenen Körper umhüllt hat. Sie und Ihr Gegenüber sitzen nun innerhalb Ihrer Kugel aus Licht und Energie; eine durch Sie atmende Kugel voller Kraft und Leben. Jeder Atemzug lässt die Energie stärker werden und das Licht in Ihrer Kugel heller leuchten.

Wenn Sie und Ihr Gegenüber ganz von Ihrer Lichtkugel umhüllt sind, lenken Sie Ihre Aufmerksamkeit zu Ihren eigenen Füßen. Verweilen Sie dort während ein, zwei Atemzügen und beobachten Sie was Sie fühlen. Nehmen Sie wahr, wie sich Ihre Füße nun anfühlen. Reisen Sie, wie bei der ersten Übung, durch Ihren Körper – und achten Sie darauf, was sich jetzt anders *anfühlt als zuvor. Sie kennen Ihren Körper, Sie haben ihn wahrgenommen und können fühlen, was nun* anders *ist als zuvor, ohne Gegenüber.*

Fühlen Sie bei einem Körperteil einen Schmerz, der zuvor nicht vorhanden war? Fühlt sich ein Organ oder Muskel oder sonst etwas in Ihrem Körper komisch, schwammig, steif, kälter oder wärmer an als zuvor? Reisen Sie durch Ihren Körper, von Kopf bis Fuß. Achten Sie auf alles, was sich anders anfühlt.

Falls Sie merken, dass Ihre Gedanken abschweifen, kehren Sie mit Ihrer Aufmerksamkeit sanft zu Ihrem Atem zurück. Sagen Sie sich innerlich, dass Sie die Gedanken wahrgenommen haben und sich später darum kümmern werden. Jetzt möchten Sie weiter beobachten. Dann fahren Sie mit der Übung fort, als ob nichts gewesen wäre. Sie können nichts falsch machen!

Wenn Sie mit Ihrer kleinen Reise fertig sind, kehren Sie mit Ihrer Aufmerksamkeit zurück in den Raum und zu Ihrem Übungspartner. Atmen Sie ein paar Mal tief ein und aus. Sie sind wieder voll da.

Diese Übung dauert 10 bis 20 Minuten. Es schadet nicht, wenn Sie sich währenddessen Notizen machen. Legen Sie sich zuvor Papier und Stift bereit, öffnen Sie kurz die Augen, halten Sie ein, zwei Stichworte fest, schließen Sie die Augen wieder und fahren Sie in der Übung fort. Finden Sie alles heraus, was sich anders anfühlt als zuvor – aber werten Sie nicht und betreiben Sie keine Ursachenforschung, das ginge viel zu weit und ist nicht das, was wir jetzt wollen.

Erzählen Sie anschließend Ihrem Übungspartner, an welchen Stellen Ihres Körpers Sie Veränderungen wahrgenommen haben und was für Veränderungen dies waren. Ob Kälte, Wärme, Hitze, Schmerz, Spannung oder nur ein komisches Gefühl – was immer Sie wahrgenommen oder gefühlt haben, äußern Sie es und bitten Sie Ihren Partner darum, Ihnen zu sagen, wie es bei ihm um die betreffenden Stellen steht.

Manchmal ist es schwierig die richtigen Worte für ein bestimmtes Gefühl zu finden. Das ist normal, denn wir sind es uns nicht gewohnt Gefühle und Empfindungen zu verbalisieren. Wenn Sie keine passenden Bezeichnungen finden, dann umschreiben Sie das Wahrgenommene so gut es geht. Setzen Sie sich nicht unter Druck, weil Sie vielleicht glauben, dass es

„gut“ klingen muss, wenn Sie etwas beschreiben. Beschreiben Sie das Gefühlte so gut Sie können.

Sie werden staunen, wenn Ihr Gegenüber genau an jenen Stellen, die sich für Sie anders angefühlt haben, Schmerzen empfindet oder eine Verletzung hat oder hatte (auch Verletzungen aus der Vergangenheit sind spürbar). Vielleicht gibt es bei der einen oder anderen Körperstelle keine Übereinstimmung oder Ihre Beschreibung weicht von der Wahrnehmung Ihres Übungspartners ab. Das macht nichts. Wenn ich diese Übung an meinen Kursen durchführe, hatte noch nie jemand eine Trefferquote unter 50%. Meist liegt sie zwischen 70 und 100%!

Wenn Sie diese Übung ein paar Mal gemacht haben, werden Sie herausfinden, dass sich alte Verletzungen anders anfühlen als frische. Sie können auch spezifische Körperregionen »scannen« oder mentale Zustände beobachten. Es gibt fast keine Grenzen – vorausgesetzt, Sie kennen Ihren eigenen Körper und Ihre mentale Verfassung gut genug, um die Unterschiede feststellen zu können.

Die Privatsphäre respektieren

Die soeben vorgestellte Übung wird im Englischen »Medical Clearsentience« genannt. Auf Deutsch: Medizinisches Hellfühlen. Medical Clearsentience heisst es, weil wir uns dabei, im Gegensatz zum allgemeinen oder sensitiven Hellfühlen, auf körperliche Themen beschränken. Der bessere Ausdruck dafür wäre wohl „diagnostisches Hellfühlen", denn es geht für uns nur darum, Zustände herauszufiltern. Eine medizinische Auswirkung auf das Gegenüber hat diese Technik lediglich in dem Bereich, dass neben Problemen auch diverse Ursachen zu Tage kommen können. Das wiederum kann Ihrem Patienten eine wertvolle Hilfe sein und das eine oder andere Leiden bereits verschwinden lassen.

Jeder kann diese Übung durchführen. Unser energetischer Körper ist eine unerschöpfliche Quelle von Informationen. Wenn Sie einmal verstanden haben, wie es funktioniert, können Sie nicht bloß auf körperlicher Ebene Informationen herausfiltern, sondern so ziemlich alles über einen Menschen herausfinden. Der Übergang vom „medizinischen Hellfühlen" für körperliche Themen zum „allgemeinen Hellfühlen" über alle Ebenen unseres Seins ist fließend. Das ist praktisch, wenn Ihr

Versicherungsberater Ihnen etwas andrehen will oder Ihre vermeintliche Freundin Sie belügt. Sie müssen jedoch bedenken, dass Sie immer ein lernender Mensch bleiben und mit Ihrer Wahrnehmung auch falsch liegen können. Es ist für einen Menschen auch nicht einfach, seine Themen und Probleme offenzulegen. So kann es vorkommen, dass Ihr Gegenüber das, was Sie fühlen, verneint oder vehement ablehnt, obwohl oder gerade weil es zutrifft. Ich bitte Sie, das immer zu respektieren.

Beim Trance Healing nutzen wir diese Technik um zu helfen und nicht um jemanden auszuspionieren oder in Verlegenheit zu bringen. Das ist sehr wichtig, denn Ihre Grundmotivation ist entscheidend dafür, ob eine Behandlung von Erfolg gekrönt ist oder nicht. Es nützt Ihrem Patienten nichts, wenn Sie ihn kompromittieren. Was ihm hingegen hilft, ist, wenn Sie ihn dabei unterstützen, die Ursache für ein Leiden herauszufinden.

Sie sollten sich daher bei jeder Ihrer Handlungen – während einer Behandlung, Beratung oder im Gespräch – immer wieder die folgende Frage stellen: *„Wo ist der Nutzen für den Patienten?“* Wenn Sie in Ihrer Handlung keinen Nutzen für den anderen erkennen, lassen Sie die Handlung bleiben und respektieren Sie die Privatsphäre Ihres Gegenübers.

Kurz: Beim medizinischen Hellfühlen ist das »Was und Wo« wichtig. Das »Warum« geht uns nichts an.

Je öfters Sie das medizinische oder allgemeine Hellfühlen praktizieren, umso besser werden Sie darin. Das liegt in der Natur der Sache. Geben Sie sich aber genügend Zeit, bevor Sie sich in delikatere Themen hineinfühlen und beratend tätig sein wollen. Mit dem Können kommt auch eine große Verantwortung auf Sie zu. Sie können nur diejenigen Themen klären, die Sie selber verstehen und nur in den Bereichen helfen Ordnung zu schaffen, die Sie in Ihrem eigenen Leben aufgeräumt haben. Ein Nichtschwimmer kann auch nicht ins Wasser springen und den anderen vor dem Ertrinken retten.

Wie funktioniert das medizinische Hellfühlen?

Wir haben uns gemütlich entspannt und durch Aufmerksamkeit (auf den Solarplexus) und einer Prise Vorstellungskraft (Lichtkugel) unsere Aura ausgedehnt. Die Aura, die wir bei uns wahrnehmen, ist unser körpereigenes, physisches Energiefeld. Wir haben zwar eine vielschichtige Aura, sie ist sowohl physisch als auch feinstofflich. Wahrnehmen können wir bei uns selber jedoch lediglich das physische Feld.

Alles was wir sind und tun, was wir denken und fühlen, wird in unserer Aura gespeichert. Sie können davon ausgehen, dass alles, womit Sie sich länger als zehn Minuten beschäftigen, ob Trauma oder freudiges Ereignis, in Ihrer Aura gespeichert und somit „sichtbar" ist. Die Aura ist das Pendant zu unserem Unterbewusstsein; auch dort wird alles gespeichert. Weil Energie wertfrei ist, gibt es in der Aura – genau wie im Unterbewusstsein – keinen Unterschied zwischen gut und schlecht. Es ist einfach alles da. Es gibt auch keinen Unterschied zwischen dem, was Sie tun und dem, worüber Sie sich lediglich intensiv Gedanken machen. Man sagt nicht umsonst, dass negative Gedanken auf Dauer krank machen.

Die Aura und unser Körper gehören zusammen, sind eins. Darum befindet sich alles was sich innerhalb unseres physischen Energiefelds befindet, innerhalb unseres Körpers und hat logischerweise eine Wirkung auf uns. Ihr Gegenüber, das sich in Ihrem physischen Energiefeld befindet, hat auch eine Wirkung auf Sie. Auch unser Denken findet innerhalb unseres Körpers und somit innerhalb unseres physischen Energiefelds statt. Also haben auch die Gedanken des Gegenübers, wenn es in Ihrem physischen Energiefeld sitzt, eine Wirkung auf Sie. Unsere Aufgabe ist es festzustellen, wo und wie sich diese Wirkung bei uns bemerkbar macht.

Bei unserem Beispiel – der Körperwahrnehmungsübung mit einem Gegenüber – liegt es auf der Hand: Ihr Körper zeigt den Zustand des anderen Körpers, da sich der andere Körper innerhalb Ihres Energiefeldes befindet und somit eine Wirkung auf Sie hat. Das klingt vielleicht etwas kompliziert, ist jedoch kinderleicht. Solange Sie durch Ihren eigenen Körper reisen um die Veränderungen wahrzunehmen geht es wie von selbst. Anfangen zu stolpern tun Sie erst, wenn Sie versuchen im Körper ihres Gegenübers etwas zu finden. Das geht nämlich nicht. Was wir von einem Menschen mit den Augen wahrnehmen ist, so absurd das klingt, nur das Bild des Menschen.

Mit der Zeit und etwas Training können Sie in Gedanken konkrete Fragen stellen. Ihre Fragen haben eine Wirkung auf das Energiefeld Ihres Gegenübers, das sich umgehend verändert, sobald Sie Ihre Frage gedacht haben. Ihr Gegenüber braucht nicht einmal zu reden. Die Veränderung in der Aura ist bereits die Antwort auf Ihre Frage und wirkt sich wiederum umgehend auf Ihr physisches Energiefeld aus. Sie senden also Fragen über Ihr Energiefeld und erhalten vom Energiefeld Ihres Gegenübers eine Antwort. Energie kennt keine Geheimnisse. Sie wertet nicht und ist immer ehrlich. Natürlich müssen Sie lernen, wie Energie die Information übermittelt bzw. wo in *Ihrem* Körper sie sich bemerkbar macht. Das ist jedoch lediglich eine Frage der Beobachtung und der Übung.

Das medizinische Hellfühlen ist ein wundervolles Mittel, um Informationen zu erhalten und Menschen zu helfen. Ich weise Sie jedoch ausdrücklich darauf hin, dass medizinisches Hellfühlen nicht zur Diagnose von Krankheiten angewendet werden darf. Es sei denn, Sie sind Arzt. Das Gesetz erlaubt nur einem Arzt, Diagnosen zu stellen. Als Heilmedium möchte ich mich hier nicht auf Glatteis begeben. Aber wie fantastisch wäre es, wenn Ärzte Heilmedien beiziehen oder diese einfachen Techniken gleich selber lernen und mit herkömmlichen Diagnosemethoden kombinieren würden. Das würde unser Gesundheitswesen verbessern und Kosten reduzieren. Bis es soweit ist, halte ich mich an das Gesetz und überlasse das Feld der Diagnose der herkömmlichen Schulmedizin. Ich empfehle Ihnen, es mir gleich zu tun.

Dass der Vorgang, den ich mit der zweiten Übung vorgestellt habe, medizinisches Hellfühlen genannt wird, erfuhr ich während eines Seminars bei Steven Upton. Steven ist in England *der* Fachmann für Trance Healing, und es ist ihm zu verdanken, dass sich diese Heilmethode in der heutigen Zeit wieder verbreitet. Er ist zudem Minister der SNU (Spiritual National Union), ein hervorragender Heiler und in der Szene ein bekannter Seminarleiter. Ich belegte am Arthur Findlay College seine Trance-Healing-Kurse und ließ mich von ihm für diese Arbeit begeistern.

Mit der Zeit stellte ich fest, dass viele Medien die Technik des Hellfühlens nutzen, um an Informationen zu gelangen. Danach behaupten sie jedoch, diese kämen aus der geistigen Welt. Das ist nicht »die feine englische Art«, wie man so schön sagt. Wer das Hellfühlen wirklich beherrscht, braucht sich nicht hinter der geistigen Welt zu verstecken. Zudem ist es hochstapelnd, wenn man eine natürliche Fähigkeit, zu der jeder Mensch gleichermaßen Zugang haben kann, als besondere Fähigkeit von einigen wenigen Auserwählten ausgibt. Es ist, als würde man sagen, die Lesefähigkeit sei Wenigen vorenthalten, wie man dies vor hunderten von Jahren tatsächlich gemacht hat.

Wenn Sie alleine arbeiten und das Hellfühlen üben wollen, können Sie sich allerdings schlecht neben jemand Wildfremden setzen, die Augen schließen, sich ausdehnen und die Wirkung des Fremden in Ihrem Energiefeld ausarbeiten. Sie können es zwar tun, doch werden Sie nie erfahren, ob das was Sie fühlen stimmt oder bloß Ihrer Phantasie entspringt. Auch hat es an öffentlichen Orten oft viele Menschen. Nehmen Sie nun den Zustand des von Ihnen gewählten Menschen wahr oder von jemand anderem?

Sie können das leicht herausfinden. Sprechen Sie mit den Menschen. Finden Sie einen Weg um mit Menschen ins Gespräch zu kommen. Dafür eignet sich das Hellfühlen hervorragend. Sie können sich nämlich auch mit offenen Augen ausdehnen und alle Empfindungen wahrnehmen. So ist es leicht ein passendes Gesprächsthema zu finden. Konzentrieren Sie sich beim Ausdehnen einfach auf das was Sie selber gerne machen oder was Ihnen selber am meisten Freude bereitet. So ziehen Sie diejenigen Menschen an – bzw. fallen Ihnen diejenigen Menschen auf – die gleich oder ähnlich ticken wie Sie.

Das funktioniert immer und in den meisten Fällen sogar ganz automatisch. Sie kennen das vielleicht. Ein Säufer findet immer jemanden um noch einen Becher zu heben und jeder Kiffer findet in einer ihm unbekannten Stadt einen Dealer oder jemanden zum Kiffen. Das sind vielleicht keine positiven Beispiele, doch der energetische Vorgang ist derselbe wie beim Hellfühlen. Nur läuft es in solchen Fällen – und den meisten anderen Fällen auch - unbewusst ab.

Der Mythos Medialität

Wir praktizieren das Hellfühlen schon unser ganzes Leben lang. Es ist ein natürlicher Vorgang, den Sie hundertfach erlebt haben. So gesehen sind Sie ein Medium!

Angenommen, Sie betreten einen Raum, in dem andere Menschen anwesend sind. Ohne vorher zu wissen, was in dem Raum vorgefallen ist, fühlen Sie instinktiv, dass dicke Luft herrscht. Weshalb? Sobald Sie einen Raum betreten, in dem andere Menschen sind, dehnt sich Ihr Energiefeld *automatisch* aus. Das ist eine Sicherheitsvorkehrung der Natur. Je nachdem, wie Sie sich fühlen, verhalten Sie sich defensiv oder offensiv. Leider wird uns heutzutage vorgegaukelt, dass man immer und überall vor Sicherheit nur so strotzen soll. Unsicherheit scheint keinen Platz zu haben in unserer werbegeschädigten Idealbildwelt. Dabei ist Unsicherheit und eine gesunde Portion Angst (Angst ist nicht dasselbe wie Panik!) unter Umständen etwas Nützliches. Und vielleicht ist es in vielen Fällen gar nicht Ihre Angst, die Sie fühlen, wenn Sie unter Menschen sind.

Wenn Sie das Sitzungszimmer Ihrer Firma betreten und Ihre Vorgesetzten Sie erwarten, können Sie fühlen, ob über Sie gesprochen wurde, oder nicht. Sie wissen auch, ob jemand Sie mag oder nicht. Sie wissen, wenn Sie ehrlich mit sich selber sind, ob Ihr Partner oder Ihre Partnerin Sie belügt – Sie wollen es vielleicht nicht immer wahrhaben und hören darum nur das, was Sie hören wollen. Sobald ein Mensch in Ihrem Energiefeld steht, werden Sie mit Informationen bombardiert. Welche Informationen Sie für sich herausfiltern und welche Sie ignorieren, ist Ihre Entscheidung. Auch daran ist nichts Mystisches.

Einige Menschen nennen diesen natürlichen Vorgang Medialität und suchen das Besondere darin. Clevere Menschen nutzen das aus und füllen ihre Kasse. Dabei tun sie nichts Anderes, als ihr Energiefeld bewusst auszudehnen und nachzufühlen, was in ihrem Gegenüber vor sich geht. Es gibt Medien, die sind geradezu darauf programmiert, Menschen zu finden, denen es schlecht geht. Wie ein guter Pilzsammler seinen Pilz aufspürt, finden diese Gauner das nächste Opfer – oder ihren nächsten Kunden. Das ist im weitesten Sinn alles Medialität.

Vor Jahren war ich für eine Werbefirma auf Kundensuche. Das Geschäft lief harzig. Auf dem Weg zu einem möglichen Kunden kreuzte ein Inder in traditioneller Kleidung und mit langem

Bart meinen Weg. Er sprach mich an, und mit seinem lustigen englischen Akzent sagte er, dass er sehen könne, wie ich in Kürze viel Geld verdienen würde. Ich war für diese Nachricht empfänglich und sah in dem mystischen Inder einen wissenden, weisen Mann. Ich glaubte, dass er besondere Fähigkeiten habe, denn ich war überzeugt, dass ein »normaler« Mensch mir das, was er prophezeit hatte, nie angesehen hätte. Tatsächlich stellte sich der Inder als Guru vor. Er sammle Geld für ein Kinderheim, und da ich ja bald viel Geld verdienen würde ... Ich hing an seinen Lippen und gab ihm – auf sein Bitten hin – einiges Geld. Er verkaufte mir zudem einen Stein, den ich in mein Trinkwasser zu legen hätte und gab mir noch ein Mantra mit auf den Weg. Erst einige Zeit später realisierte ich, auf welchen einfachen Trick ich hereingefallen war. Heute weiß ich, dass der Guru nichts anderes gemacht hat als das, was wir in der letzten Übung praktizierten. Er suchte Pilze, ich war sein Eierschwamm.

In der Esoterik gilt: Je mystischer die Verpackung, desto billiger der Inhalt. Fast wie im »richtigen« Leben. Krawatte und Anzug garantieren niemals Seriosität, ebenso wenig wie der dicke Mercedes vor dem Büro oder die vollmundige Werbung. Der faszinierend gemachte Werbespot sagt nicht sonderlich viel aus über ein Produkt, und ein exorbitanter Preis ist kein

Garant für Qualität. Verlassen Sie sich auf Ihre Fähigkeit, Energien zu fühlen – was lösen diese in Ihnen aus? – und nicht zuletzt auf Ihren gesunden Menschenverstand.

Durch das Hellfühlen können Sie zugleich gleichgesinnte und interessierte Menschen erkennen. Auch hier ist Ihre Motivation maßgebend: Wenn Sie echte Hilfe und Freunde suchen, wird das in Kürze kein Problem mehr für Sie sein. Energetische Information ist übrigens in allem zu finden - in Plätzen, Gegenständen, Menschen, Tieren, Pflanzen - weil alles Masse und somit Energie ist. Und Energie ist Information.

Abgrenzung

Alles hat zwei Seiten. Diese Tatsache müssen Sie bei dem, was Sie tun, bedenken. Was ist Ihr Ziel? Auch Ihr Gegenüber fühlt alles, genau wie Sie. So wenig, wie man Ihnen in Zukunft – wenn Sie das Hellfühlen etwas trainiert haben – etwas vormachen kann, können auch Sie anderen Menschen etwas vormachen. Ihre Gedanken sind in Ihrem Energiefeld gespeichert und liegen offen da, einsehbar für Ihre Mitmenschen.

Nun wollen wir aber gar nicht immer alles sehen und mitbekommen. Das wäre nicht nur viel zu anstrengend, sondern auch schwer zu verarbeiten. Je mehr Sie an Ihrer Feinfühligkeit arbeiten, umso mehr kommt es vor, dass Ihnen körperliche und emotionale Informationen Ihrer Mitmenschen auffallen. Stellen Sie sich vor, Sie wären ein immer aktives Medium, das dauernd alles sieht und wahrnimmt. Das wäre, als ob Sie alle Nachrichten des Tages permanent und gleichzeitig mitbekommen würden. Ihr Besuch in einer Psychiatrischen Anstalt wäre vorprogrammiert. Wir müssen uns abgrenzen.

Das geht am Einfachsten, wenn Sie mit sich selbst eine Vereinbarung treffen und bestimmte Zeiten festlegen an denen Sie

„arbeiten“ und Ihre Sensitivität sich entwickeln lassen und Zeiten, wo sie das absolut nicht wollen. Sie arbeiten schließlich auch nicht sieben Tage die Woche und 24 Stunden pro Tag für Ihren Arbeitgeber. Ihr Inneres und die geistige Welt wird sich daran halten, wenn es Ihnen ernst damit ist.

Ich habe einen Vertrag mit mir abgeschlossen und arbeite energetisch und medial nur dann, wenn ich bewusst arbeiten will, einen Auftrag erhalte oder, wenn mich jemand darum bittet. Ich wähle den Zeitpunkt, die Dauer und den Ort. Als ich das noch nicht machte, dauerten Sitzungen ewig und wissbegierige Klienten löcherten mich ohne Ende. Manche riefen zu allen möglichen Zeiten an und waren dann sehr beleidigt, wenn ich während des Mittagessens keine halbe Stunde Zeit fand um Ihnen Auskünfte zu geben - die ich oftmals schon lange gegeben hatte, wenn sie zugehört hätten. Aber was tun Sie, wenn es einfach geschieht? Wenn Sie dermaßen „offen“ sind, dass die Informationsflut auf Ihre Stimmung drückt?

Als ich noch keine Ahnung von meiner Medialität hatte, geschah es oft, dass sich meine Stimmung schlagartig änderte, wenn ich ein Restaurant oder eine Bar besuchte. Ich trat gut gelaunt ein, und zehn Minuten später fühlte ich Aggressivität,

Trauer oder Wut. Je nachdem, mit wem ich mich dort traf, wandelten sich diese Emotionen wieder ins Positive. Wenn das nicht gelang, blieb mir nichts anderes übrig, als das Lokal zu verlassen. Erst mit der Zeit entdeckte ich, dass es nicht meine Wut oder meine Aggressivität war, die ich empfand. Ich fühlte lediglich, wie es um meine Mitmenschen stand bzw. mein Energiefeld informierte mich darüber. Da ich auf diesem „Kanal" sensibler bin als andere, hatte es auf mich eine stärkere Wirkung und beeinflusste meinen Gemütszustand.

Es kommt heutzutage noch immer vor, dass ich in solche Situationen gerate. Nur stört mich das nicht mehr. Heute kenne ich meinen Körper und meine Gemütszustände sind mir bewusst. Ich kann eigene von fremden Emotionen unterscheiden. Schließlich gibt es keinen Menschen ohne Trauer, Wut, Freude, Frust, Angst, Verliebtheit oder Begeisterung. Alle Emotionen gehören zu uns, sind Teil von uns. Bin ich nun wütend, vielleicht, weil ich mich mit jemandem gestritten habe, ist mir das bewusst. Es ist mir auch bewusst, dass es *meine* Wut ist. Nicht einmal die Person, mit der ich mich gestritten habe, kann etwas dafür. Wenn mir das klar ist, übertrage ich die Energie der Emotion „Wut" nicht auf andere. Bin ich jedoch der Meinung, dass jemand anderer für meine Wut verantwortlich ist, ich jemandem die Schuld zuweise, übertrage ich diese Emotion automatisch auf andere. Fühle ich also umgekehrt beim Betreten eines Lokals Wut, Trauer oder andere Emotionen eines Mitmenschen und es ist mir bewusst, dass ich in dem Moment weder wütend noch traurig bin, nehme ich das einfach wahr und sage mir in Gedanken: *„Ok, ich habe es wahrgenommen. Danke!“* Das ist alles. Mehr braucht es nicht. Die Energie folgt diesem Gedanken und verabschiedet sich.

Wenn es hilft und sinnvoll ist, können wir auch, wenn wir wissen von wem die Emotionen kommen, mit dem Betreffenden reden. Was in den meisten Fällen bedeutet, ihm zuzuhören. Hier ist wieder Fingerspitzengefühl gefragt. Achten Sie alle Menschen und respektieren Sie, dass nicht jeder sein Inneres auf der Zunge trägt. Es mag auch nicht jeder Mensch zuhören, was Sie ihm zu sagen haben. Vermeiden Sie darum Ratschläge aller Art. Ratschläge sind Schläge.

Das funktioniert bei fast allen Themen, vom Liebeskummer bis zum Arbeitsfrust. Wenn ich nicht „arbeiten“ will, arbeite ich nicht. Ich mache jedoch *eine* Ausnahme: Wenn ich irgendwo hinkomme und es meine Hilfe unbedingt benötigt, es nicht ohne mich geht und die geistige Welt unbedingt auf einen

Menschen einwirken „muss“, dann gibt sie mir ein Zeichen und ich stelle mich dann gerne zur Verfügung.

Das letzte Mal als das geschah, saß ich in einer Bar bei uns im Ort und las in einer Zeitung. Zwei Stühle weiter saß ein Betrunkener, der so offensichtlich den Lustigen spielte, dass ein Panzer bemerkt hätte, dass es dem Menschen schlecht geht. Nun sind Betrunkene nicht die Menschen, mit denen ich mich nachmittags gerne abgebe und ich ließ den Mann Mann sein. Trotzdem meldete sich sein verstorbener Großvater bei mir und bat mich ihm zu helfen. Ich müsse unbedingt mit seinem Enkel reden. Sie können sich vorstellen, dass es nicht einfach ist, auf jemanden zuzugehen und zu erzählen, dass der verstorbene Großvater gerade vorbeigekommen ist und mit mir spricht. Ich fand jedoch einen Weg mit dem Mann ins Gespräch zu kommen. Es stellte sich heraus, dass der betrunkene Mann soeben vom Arzt kam und die erbauende Diagnose Bauchspeicheldrüsenkrebs erhalten hatte. Wahrlich ein Grund sich zu besaufen. Er hatte noch wenige Monate vor sich und war sehr dankbar dafür, dass er mir alle seine Sorgen erzählen konnte. Zum Schluss fragte er mich, warum ich angefangen hatte mit ihm zu reden. Erst da erwähnte ich, dass sein Großvater mich darum gebeten hätte. Da brach der Mann in Tränen aus. Sein

Großvater war sein Ziehvater gewesen und ihm in der Nacht vor seinem Arztbesuch im Traum erschienen.

Vergessen Sie ob den vielen problembeladenen Emotionen, die wir wahrnehmen können, nicht, dass es ebenso viele wundervolle und angenehm schöne Emotionen gibt, die wir ebenfalls fühlen. Wenn Sie sich leicht und verliebt fühlen, obschon Sie vielleicht eine halbe Stunde zuvor gar nicht gut drauf waren, ist es das Gleiche wie oben beschrieben und weder Sie noch ich haben da etwas dagegen. Darum will ich gar nicht, dass meine Feinfühligkeit „deaktiviert" wird. Lieber konzentriere ich mich darauf gute Gefühle zu finden und mich happy zu fühlen. Eine positive Lebenseinstellung wirkt ebenfalls wahre Wunder.

3 ZUSAMMENSPIEL

Übung 3: Wie wirken wir auf andere?

Bei unserem nächsten Schritt testen wir die Wirkung, die wir auf andere haben. Sie wissen jetzt: Unser Körper ist Energie, und Energie wirkt immer. So wie die Energie Ihres Patienten eine Wirkung innerhalb Ihres Körpers hatte und Ihnen Informationen übermittelte, übermitteln Sie als Mensch Informationen und haben eine Wirkung auf Ihren Patienten. Das heisst: Genau so, wie Sie andere fühlen und wahrnehmen, können andere Sie fühlen und wahrnehmen. Wir wissen auch, dass wir mit ein wenig Übung sogar die Absichten eines anderen Menschen erfahren können. Ergo sollten wir uns immer vor Augen halten, welche Absichten wir selbst verfolgen.

Meine Grundmotivation ist das Helfen. Ich will helfen. Das heißt, ich will das Beste für mein Gegenüber, egal, worum es sich dabei handelt. Wenn es für ihn das Beste ist, dass ich verschwinde, dann verschwinde ich eben. Ein Helfersyndrom habe ich nämlich nicht.

Für unsere dritte Übung bitten wir wieder jemanden um Hilfe. Wir brauchen ein Gegenüber, an dem wir unsere Wirkung testen können. Am besten führen Sie die Übung mit jemandem durch, der Sie nicht in- und auswendig kennt.

Bitten Sie Ihren Übungspartner, sich hinzusetzen und sich zu entspannen. Sagen Sie ihm, dass er nur still dazusitzen braucht und sich dabei ein wenig beobachten soll.

Nach ein, zwei Minuten setzen Sie sich neben ihn und schließen Ihre Augen. Achten Sie auf Ihren Atem. Atmen Sie ruhig ein und aus, ohne den Atemfluss kontrollieren zu wollen. Ihnen ist bewusst, dass Sie sich bei jedem Ausatmen mehr und mehr entspannen. Alles in Ihnen lockert und entspannt sich, während Sie beobachten, wie Ihr Atem ein- und ausströmt.

Sie können wieder feststellen, wie Ihr Brustkorb sich hebt und senkt und Energie durch Ihr Sonnengeflecht ein- und ausströmt. Stellen Sie sich nun Ihre goldene, mit lebendiger Energie gefüllte Lichtkugel vor. Stellen Sie sich die Energie und Kraft vor, die durch Ihr Sonnengeflecht ein- und ausströmt – im Rhythmus Ihres Atems.

Durch Ihre Aufmerksamkeit wächst die Kugel, bis Sie selber und Ihr Übungspartner von Ihrer lebendigen, kraftvollen Energie komplett umhüllt sind.

Nun lassen Sie diese Vorstellung los und tun nichts anderes mehr als zu beobachten, wie Ihr Atem ein- und ausströmt.

Nach ein paar Minuten atmen Sie bewusst tief ein und kehren mit Ihrer Aufmerksamkeit in den Raum und zu Ihrem Übungspartner zurück.

Fragen Sie jetzt Ihren Partner, was er an sich wahrgenommen, was er gefühlt hat.

Ihr Partner hat garantiert etwas gefühlt. Im Idealfall hat er drei Veränderungen festgestellt; die erste, als Sie sich neben ihn setzten, die zweite, als Sie begonnen haben, Ihr Energiefeld auszudehnen und die dritte, als er in Ihrem erweiterten Feld saß.

Ich wünsche mir für Sie, dass Sie von Ihrem Übungspartner ein ehrliches und ausführliches Feedback erhalten. Bitten Sie Ihren Partner darum. Für Sie als Heilmedium gibt es keinen anderen Gradmesser als die Rückmeldung Ihres Patienten. Es ist die einzige Möglichkeit für Sie, herauszufinden, ob Sie Ihre Arbeit gut machen. Die Rückmeldung Ihres Gegenübers bestätigt Ihnen Ihre Wirkung.

Es sind nicht alle Menschen kommunikativ oder feinfühlig. Es kann vorkommen, dass Ihr gegenüber Ihnen mitteilt, dass er nichts wahrgenommen und nichts festgestellt hat. Lassen Sie sich dadurch nicht entmutigen. Versuchen Sie es mit jemand anderem noch einmal. Es klappt früher oder später, garantiert!

War Ihnen vor dieser Übung bewusst, dass, was immer Sie tun oder denken, alle Ihre Handlungen und Gedanken eine Wirkung auf andere Menschen haben, sobald diese mit Ihrem Energiefeld in Berührung kommen?

Ich könnte wetten, Ihr Übungspartner hat erwähnt, dass er sich mehr und mehr entspannen konnte, während Sie neben ihm saßen. Diese Wirkung liegt auch auf der Hand: Sie haben Ihren Atem beobachtet und sich bewusst gemacht, dass Sie sich mit jedem Ausatmen mehr und mehr entspannen, während Ihr Gegenüber sich mit dem Gedanken: *Was kann ich in mir beobachten?* auf Empfang gestellt hat.

In einem Satz zusammengefasst: Unsere Absicht bestimmt, was unser Gegenüber wahrnimmt. Das ist auch Menschen bewusst, die mit Medialität oder Energiearbeit nichts am Hut haben. Als ich Außendienstmitarbeiter einer Werbefirma war, durfte ich an Verkaufsschulungen teilnehmen. In einer der Schulungen ging es um das, was der Kunde unbewusst vom Verkäufer wahrnimmt. Am Beispiel zweier Eisberge die sich einander nähern, zeigte der Seminarleiter auf, dass nur ein Siebtel bewusst wahrgenommen wird. Sechs Siebtel des Eisbergs verstecken sich unter der Wasseroberfläche. Treffen zwei Eisberge aufeinander, berühren sich diese lange bevor die sichtbaren Spitzen einander nahe sind. Wir kennen alle die Geschichte der Titanic. Ihr Rumpf wurde nicht von dem aus dem Wasser herausragenden Teil des Eisbergs aufgeschlitzt, sondern von dem darunterliegenden.

Trifft ein Verkäufer auf einen Kunden, so nimmt dieser dessen Absicht unbewusst wahr, noch bevor der Verkäufer überhaupt etwas gesagt hat. Das Unterbewusstsein des Kunden stellt darum in den meisten Fällen auf »Ablehnung« und nicht auf »Willkommen«. Jeder Vertreter kann das bestätigen – genau wie jede Hausfrau bestätigen kann, dass sie eine ablehnende Haltung einnimmt, noch bevor der Vertreter, dem sie die Türe geöffnet hat, ein Wort sagt. Ich habe in den Schulungen gelernt, dass ein geschickter Verkäufer steuern kann, was ein Kunde von ihm denkt bzw. wahrnimmt. Ist deswegen jeder gute Verkäufer ein Medium? Wohl kaum, doch es sind die gleichen Techniken, die angewandt werden. Ein guter Verkäufer versteht sein Handwerk. Ein guter Handwerker kennt haargenau die Werkzeuge, die er zur Verfügung hat und weiß diese zu benutzen. Das Handwerk eines Mediums ist es, ein gutes Werkzeug zu sein.

Ein gutes Medium kennt sich selber, denn der Körper ist sein Werkzeug. Das Medium weiß auch auf der materiellen Ebene damit umzugehen, denn jede bewusst gelebte Begebenheit schärft das Werkzeug und erweitert seine Möglichkeiten. Selbst jeder bewusste Atemzug ist eine solche Begebenheit. Der Helfer aus der geistigen Welt kennt das Medium und weiß es als Werkzeug zu nutzen. Der Unterschied zum Vertreter, der

Ihnen eine Versicherungspolice für Ihren Kanarienvogel andrehen will, liegt in der Absicht. Und die Absicht wird gesteuert durch unsere Entscheidung, welchem Herrn wir dienen wollen. Wollen wir einem gewinnoptimierten, global ausgerichteten Konzern dienen, dessen Ziel es ist, die maximale Rendite für die Aktionäre herauszupressen? Oder wollen wir der Nächstenliebe dienen und suchen wir jede Möglichkeit zu helfen, ohne diese Hilfe vom finanziellen Gewinn abhängig zu machen? Wir haben die Wahl.

Unser Ego

Wenn ich mit Leuten aus spirituellen Kreisen spreche, kommt oftmals eine Diskussion über das menschliche Ego auf. Viele unter den „Spirituellen" sind der Meinung, dass unser Ego „schlecht" oder „minderwertig" ist. Im Gegensatz zu unserem Geist oder unserem höheren Selbst. Es gelte das Ego zu überwinden oder besser noch auszuschalten. Nur dadurch seien göttliche Erfahrungen oder Erleuchtung zu erreichen.

Ich verstehe das nicht. Für mich ist das Ego ein wundervolles Instrument, das mir hilft Ziele zu erreichen und mich an bestimmte Vorgänge zu erinnern. Ohne Ego würde ich den Heimweg nicht mehr finden. Ohne Ego hätte ich keine Zeile dieses Buches geschrieben. Ohne Ego hätte ich keine Meinung. Ohne Ego wäre mir alles so ziemlich egal. Warum in aller Welt sollte ich es denn überwinden wollen? Und wieso soll es minderwertig sein? Was oder wer ist das Ego eigentlich?

Das Ego ist ein Konstrukt, das in Wirklichkeit gar nicht existiert. Es ist die Summe aller körperlichen und geistigen Erfahrungen die wir im Lauf unseres Lebens auf dieser Erde gemacht haben. Hinzu kommen Begrenzungen durch Eltern, Lehrer, Religion, Gesellschaft oder Freunde, die uns Meinungen und Werte mit auf den Weg gegeben haben, die das Ego als ‚gegeben" annimmt und in seine „Realität" einfügt. Es ist aber eine Illusion, wenn wir glauben, unser Ego hätte ein Eigenleben. Hätte es das, würde es nach unserem Ableben weiterexistieren. Das tut es jedoch nicht. Es stirbt mit unserem irdischen Kōrper, wenn unser Geist oder unsere Seele diesen verlässt, und taucht in dieser Form nie wieder auf. Es entstammt unserem materiellen Werdegang und ist quasi an Materie gebunden. Da Materie keine Materie erschaffen kann, kann unser Ego nicht wirklich existieren. Aus diesem Grund kann das Ego, wie sehr es sich auch anstrengt und wie weit es auch entwickelt ist, keine wirklichen Neuerungen in unserem Leben bewirken. Es ist wirkungslos. Es verändert wohl hie und da ein wenig, doch alle Veränderungen liegen innerhalb festgelegter Grenzen und Programmierungen. Das äußert sich in immer wiederkehrenden Situationen, Problemen oder Menschen – und, was beim Trance Healing bedeutend ist - in Krankheiten. Eine Heilung innerhalb des Egos ist nicht möglich.

Unser Geist oder unsere Seele ist rein geistiger, also nichtmaterieller Natur. Kein Pathologe oder Hirnforscher wird ihn darum jemals zu Gesicht bekommen. Unser Geist ist reines Bewusstsein und jene Instanz, welche die verschiedenartigen materiellen Bausteine des Körpers zu einer Einheit zusammenfasst und koordiniert. (Thorwald Detlefsen, aus „Schicksal als Chance").

Unser Geist ist im Gegensatz zum Ego nicht durch körperliche Erfahrungen auf dieser Welt geschaffen worden. Er entstammt einer anderen – einer geistigen Ebene. Und der Geist lässt uns in der Tat spirituelle Erfahrungen erleben. Sei es im Traum, während einer tiefen Meditation oder in Trance. Er lässt uns bei jedem Kontakt spirituelles erfahren, weil er ein spirituelles Wesen ist. Allerdings fehlt es ihm an bildlicher Vorstellungskraft und an jeder Form des Ehrgeizes. Er erkennt lediglich Energien, die für uns dazugehörenden Bilder erschafft das Ego. Nur mit unserem Geist allein würden wir uns in der materiellen Welt kaum zurechtfinden. Der Geist existiert nur in der Gegenwart, gerade weil für unseren Geist nur die Gegenwart existiert. Im Gegensatz zu unserem Ego, das als Summe unserer Erfahrungen und den ständigen Vergleichsprozessen, denen es unterworfen ist, nur in der Vergangenheit existieren kann. Die Gegenwart bleibt dem Ego verschlossen und den Geist interessiert die Vergangenheit nicht. Unser Ego ist der Teil, der so sein will, wie er sich sein Ideal vorstellt und unser Geist ist der Teil, der einfach ist. Der Schnittpunkt, der Ort wo

Geist und Ego sich treffen ist meiner Meinung nach das Unterbewusstsein. Zu diesem haben beide – Geist und Ego - Zugang.

Unser Geist hat maßgebend an der Schöpfung des Egos mitgewirkt. Weil unser Geist das Ego braucht. Und zwar genau so, wie es ist. Das Ego ist ein perfekt gestimmtes Instrument. Präzise wie ein Schweizer Uhrwerk gibt es die Wirkungen eines Energiefelds wieder. Es funktioniert immer nach dem gleichen Muster. Da es keine zwei identischen Menschen gibt, weil keine zwei identischen Lebensläufe existieren, ist jedes Ego ein einzigartiges Meisterwerk. Ohne das Ego könnte unser Geist uns nie dazu bewegen unsere Ziele zu erreichen, geschweige denn unsere Lebensaufgaben zu lösen. Schon die Absicht mich hinzusetzen und mir zu sagen, dass ich mich jetzt entspannen will bedarf meines Egos. Das gilt auch für diejenigen unter uns die den ganzen Tag meditierend verbringen und dabei versuchen ihr Ego zu überwinden. Auch das Schreiben dieser Zeilen wäre ohne mein Ego undenkbar. Ich würde es als reiner Geist gar nicht machen, weil es nicht vonnöten ist. Für mich (als Ego) ist es jedoch ein tiefliegender innerer Wunsch dieses Buch zu schreiben, in Zusammenarbeit mit meinem Geist (meinem wahren Wesen).

Die Kunst spirituelle Erfahrungen zu machen und die geistige Welt durch uns wirken zu lassen – besonders im Trance Healing – liegt nicht darin das Ego auf Teufel komm raus zu überwinden, sondern, es dazu zu bringen hinten anzustehen und sich durch den Geist führen zu lassen. So ist es möglich Unmögliches zu schaffen.

Das schaffen wir, wenn wir unser Ego – also uns selber - bedingungslos lieben und akzeptieren. Natürlich ist es für mein Ego schwer sich selber zu lieben. Mein Ego ist nicht immer mit mir zufrieden. Ich bin zu klein, zu dick, meine Haare zu dünn gesät, der Kontostand zu tief, ich bin zu ungeduldig, zu eigensinnig und anerkenne keine Autoritäten. Das sind einige Resultate der Vergleichsvorgänge meines Egos mit einem Idealbild, das sich mein Ego vorstellt. Im entscheidenden Moment stellt es sich jedoch auf Grund meiner gemachten Erfahrungen mit meinem Geist hinten an und lässt diesen und die geistige Welt wirken. Darauf kommt es an. Dafür liebe ich mein Ego!

Es gibt allem Anschein nach noch eine dritte Komponente ohne die weder Geist noch Ego existieren können. Diese dritte Komponente ist wohl das größte Geheimnis aller Zeiten. Es ist das Leben selbst. Unpersönlich, wild, ohne Kompromisse ist es für alle und alles da. Unser Geist *lebt*, unser Ego wurde durch unsere *Lebens*erfahrung geschaffen und das *Leben* hat alles erst möglich gemacht. Was wir sehen und wahrnehmen – alle Materie, Gedanken, Vorstellungen – sind Auswirkungen des *Lebens*. Das Leben selbst ist die faszinierende Größe. Für mich ist diese dritte Komponente, die tausendfach erforscht wurde und dennoch nicht zu erklären ist, der Inbegriff Gottes. Und Gott wird, wie das Leben, immer ein Geheimnis bleiben.

Das Tor zur geistigen Welt

Die geistige – nicht-materielle Welt – existiert nur in der Gegenwart. In der Vergangenheit ist sie wirkungslos, und die Zukunft ist noch nicht geschehen. Das einzige, was zählt, ist die Gegenwart. Und nur in der Gegenwart geschieht Heilung. Da das Ego nur in der Vergangenheit existiert, nimmt es jede Berührung der Gegenwart als etwas von außerhalb des Körpers wahr. Doch diese Berührung der Gegenwart – also der geistigen Welt – findet innerhalb des Körpers bzw. des eigenen Energiefeldes statt. Wäre es außerhalb des Körpers, könnten wir es gar nicht wahrnehmen. Der Zugang zur geistigen Welt liegt in uns, nicht außerhalb von uns.

Wenn wir Trance Healing praktizieren und anderen dadurch helfen können, generieren wir Dankbarkeit. Nichts löst mehr Befriedigung und inneren Stolz aus als die Dankbarkeit eines Menschen. Wenn Ihnen jemand in die Augen schaut und Ihnen von Herzen dankt, weil Sie Schmerzen einfach verschwinden lassen konnten oder weil Sie durch eine Handlung oder Ihre bloße Anwesenheit helfen konnten macht das Ihr Ego glücklich und demütig. Es ist für dieses Gefühl ebenfalls überaus dankbar! Und irgendwann lernt es, dass es diese positive Erfahrung immer wieder erleben kann – wenn es sich zurücknimmt und einer inneren Schöpferkraft das Steuer überlässt.

Ihr Ego lernt in dem Moment, dass es gebraucht wird. Anders gesagt: *Sie* realisieren in dem Moment, dass *Sie* gebraucht werden. Genau so, wie Sie sind und nicht anders. Nur *Sie* konnten in dem Moment für Ihren Patienten das tun, was *Sie* getan haben. Niemand sonst. Das ist der Sinn Ihres Daseins. Darum sind Sie auf diese Welt gekommen. Für dieses Gefühl. Und für dieses Gefühl wird Ihr Ego je länger umso mehr bereit sein, egoistische Beweggründe in den Hintergrund zu stellen. Das Ego hat wohl die gleichen Wünsche und Ziele wie zuvor, doch es wählt im entscheidenden Moment einen anderen Weg – den Weg der Gegenwart.

4 DIE GEISTIGE WELT

Wie nehmen wir ein Geistwesen wahr?

Die Antwort ist einfach: Wir nehmen ein Geistwesen genau so wahr, wie wir einen anderen Menschen wahrnehmen. Die Energie in einem Menschen löst in uns eine Reaktion aus. Ein Geistwesen ist eine Energieform und löst in uns ebenfalls eine Reaktion aus. Die geistige Welt hat eine Wirkung auf uns, und umgekehrt haben wir eine Wirkung auf die geistige Welt. Die Frage ist, worin der Unterschied zwischen uns und einem Wesen aus der nicht-materiellen Welt besteht.

Es gibt drei Unterschiede. Zum einen ist unsere Energie sehr verdichtet. Deshalb konnten wir einen Körper manifestieren. In Begriffen der Schwingung ausgedrückt: Wir schwingen auf einer tieferen Energieebene. Je tiefer die Ebene, desto verdichteter die Energie. Ein Stein, ebenfalls nichts anderes als eine Energieform, schwingt auf einer noch tieferen Ebene. Zweitens haben wir durch unseren Körper ein physisches Energiefeld. Und drittens atmen wir. Von diesen drei Unterschieden abgesehen ist ein Geistwesen genau wie wir, und deshalb können wir ein Geistwesen genau so wahrnehmen wie einen anderen Menschen.

Das gilt auch dann, wenn wir nicht an Geistwesen oder die geistige Welt glauben. Doch was wir wahrnehmen, ist in diesem Fall nicht ein Wesen oder eine Person, sondern eine Energieform. Aus der Naturwissenschaft wissen wir, dass alles aus Atomen besteht. Ob Mensch, Tier, Pflanze, Tisch und Stuhl oder andere Planeten, ja das ganze Universum: Alles besteht aus Atomen und Atome bestehen aus Energie. Und Atome bestehen hauptsächlich aus Zwischenräumen. So gesehen gibt es den »festen« Boden, auf dem Sie stehen, nicht. Auf der atomaren Ebene besteht der Boden nur aus Zwischenräumen und kleinen, sich immerzu bewegenden Teilchen. So wie es uns wehtut, wenn uns ein Stein – der ebenfalls hauptsächlich aus Zwischenräumen besteht – auf den Kopf fällt, so hat auch eine höhere, nicht-materielle Energieebene eine spürbare Wirkung auf uns. Sie löst vielleicht lediglich einen elektromagnetischen Impuls in uns aus, doch da unser Gehirn darauf sehr feinfühlig reagiert, kann auch der überzeugteste Atheist, also jemand, der an nichts glaubt, etwas wahrnehmen.

Was ist ein Geistwesen?

Ein Geistwesen ist eine Energieform, die auf einer höheren Ebene schwingt als jener, auf der wir uns befinden. Gemäß verschiedenen Quellen gibt es mehrere Ebenen. Wenn wir sterben, erreichen wir respektive erreicht unser Geist eine andere Ebene. Nennen wir sie der Einfachheit halber die zweite Ebene. Die erste Ebene wäre die unsere, materielle Ebene. Wir geben das Atmen, das physische Energiefeld und den Körper auf, wenn wir das Zeitliche segnen. Der ganze Rest – unsere Erfahrungen, Erkenntnisse, unser Wissen und unsere Gefühle –, alles, was in unserer Aura gespeichert war, bleibt jedoch als Information bestehen. Das deshalb, weil unser Geist ein eigenes, feinstoffliches Energiefeld erzeugt. Dieses Feld können wir an uns selber während unseres Lebens im Gegensatz zum physischen Energiefeld nicht wahrnehmen. Trotzdem ist es da, weil ja auch unser Geist da ist.

Nicht bestehen bleiben die egoistischen Beweggründe, das Geben und Nehmen Spiel. Ein Geistwesen tut nicht etwas, damit es etwas anderes dafür erhält. Es braucht sich auch nicht einer Gruppe anzupassen, nur damit es akzeptiert wird. Es ist eh akzeptiert, denn kein anderes Wesen der geistigen Welt stellt das Leben in Frage. Was nicht heisst, dass alle Wesen der geistigen Welt plötzlich allwissende, weise Wesen sind. Wie auf der materiellen Ebene sind einfachere und komplettere Wesenheiten vorhanden. In der geistigen Welt fühlt sich der „Gescheitere" jedoch nicht als etwas Besseres als der „Dumme". Das Werten des Egos fällt weg! Werten ist eine rein menschliche Eigenschaft.

Energie kann nicht vernichtet, sondern lediglich umgewandelt werden. Wir sind Energie und wir bleiben Energie, lediglich die Form ändert sich. Ein Geistwesen ist demzufolge ein Mensch ohne Körper bzw. es ist das, was einen Menschen auch zu Lebzeiten ausgemacht hat: sein Geist. Es ist nicht unser materieller Körper, der so grandios und einzigartig ist, sondern der Geist der den Körper steuert.

Ein Geistwesen bildlich zu beschreiben ist kaum möglich, denn es entzieht sich der Vorstellungskraft des Egos. Es ist wie mit der Beschreibung des Paradieses. Können Sie das Paradies beschreiben, wenn Sie noch nie da waren? Was ein Medium beschreiben kann, was das Aussehen eines Geistwesens betrifft, sind die Erinnerungen, die im Energiefeld des Geistwesens gespeichert sind. Je höher ein Wesen bzw. dessen Energie schwingt, desto weniger körperliche Erinnerung ist vorhanden. Bei einem verstorbenen Menschen, der auf der materiellen Ebene als Bäcker gearbeitet hat und sich auf unserer zweiten Ebene befindet ist es noch verhältnismäßig einfach. Die Erinnerung löst in uns ein Bild oder ein Gefühl aus, das uns an einen Bäcker erinnert. Bei einem Wesen, das vielleicht nie auf der Erde gelebt und dessen Energie auf einer hohen Ebene schwingt, vielleicht auf der siebten Ebene, wird es schwieriger, denn es ist kaum oder keine körperliche Erinnerung in dem Wesen vorhanden. Dennoch löst selbst die höchste Energieebene etwas in uns aus. Aber je weiter diese Schwingungsebenen von der physischen Ebene entfernt sind, desto weniger findet unser Ego passende Beschreibungen, um die Informationen einzuordnen. Je nach Kulturkreis werden andere Bilder oder Beschreibungen von nicht-materiellen oder sogar göttlichen Wesen benutzt. Bei uns tauchen christliche Heilige, Engel, Gottes Sohn und Mutter Maria auf; Indianer haben höhere Wesen oftmals mit Tieren und deren Eigenschaften verglichen (von da kommen die Krafttiere); die Aborigines in Australien reden vom großen Ahnengeist, der das Land besungen und damit geschaffen hat. Bereits sie wussten: Alles ist Schwingung, denn Klang ist Schwingung.

Beim Trance Healing gehen wir davon aus, dass die Absichten eines Menschen nach dessen Tod weiterbestehen, da sie in seinem Energiefeld gespeichert sind. Ein Arzt oder Heiler will weiterhin heilen, ein Maler malen und ein Musiker komponieren. Also die Absichten, die der Mensch zu Lebzeiten der Absicht willen gehabt hat, weil er einfach nicht anders konnte.

Ich habe mich oft gefragt, was ich tun würde, wenn ich tot wäre und dabei realisieren würde, dass es weitergeht. Wenn ich merke, dass ich noch lebe und meine Wünsche und Absichten noch bestehen. Wenn ich die Sicht auf das Ganze, das Wundervolle hätte, die Zusammenhänge erkennen könnte und mit einem Male Klarheit darüber hätte, was getan werden muss, damit Menschen aufhören, sich und die Welt zu zerstören.

Ich würde alles daran setzen, meinen Lieben nützliches Wissen zu übermitteln. Ich würde alles geben, um meinen Kindern zu helfen, ihren Teil zu einer liebevollen Welt beizutragen. Hätten meine Lieben Schmerzen, Krankheiten, Probleme oder Sorgen, ich würde jede mögliche Unterstützung aufbieten, damit sie ihre Schmerzen und Krankheiten überwinden, Probleme lösen und Sorgen vergessen könnten. Damit sie leben und so sein können, wie sie sind.

Meine Erfahrungen und Erlebnisse mit der geistigen Welt zeigen mir, dass Verstorbene und Geistwesen aller energetischen Ebenen genau das machen, was ich tun würde. Vom frisch Verschiedenen über Meister aller Art bis zum höchsten Engel: Alle helfen, wo sie können. Es fehlt lediglich an genügend Menschen, die sich bewusst dafür zur Verfügung stellen. Wie viele geniale Musikstücke könnten wir hören, wie viele bereichernde Bücher lesen, wie viele Bilder wundervoller Maler betrachten und wie viele zufriedene Menschen gäbe es, wenn wir die Hilfe zulassen würden und unser Ego sich bei den entscheidenden Themen hintanstellen würde.

Wir könnten die Welt verändern und sie zu dem Paradies machen, das sie eigentlich ist –lediglich dadurch, dass wir uns selber und unser Potenzial entfalten. Indem das Ego mit dem Geist und dem Leben zusammenarbeiten. Wäre das nicht eine Aufgabe für *Sie*?

Übung 4: Wer kommt, wenn wir rufen?

Wir probieren am Besten gleich aus was oder wer bei Ihnen kommt, wenn Sie danach rufen. Diese Übung können Sie wieder alleine durchführen. Es schadet jedoch nicht, wenn Sie zu zweit, dritt oder viert sind. Es ist schön, wenn man diese Übung mit anderen gemeinsam erleben und einander anschließend das Gefühlte mitteilen kann.

Setzen Sie sich gemütlich hin und schließen Sie Ihre Augen. Nehmen Sie zwei, drei tiefe Atemzüge und machen Sie sich bewusst, dass Sie sich mit jedem Ausatmen mehr und mehr entspannen. Achten Sie auf Ihren Atem, wie er ein- und ausströmt und Sie mit lebendiger Energie und Kraft erfüllt. Was Sie nicht mehr benötigen, atmen Sie aus, Sie geben es ab und lassen es los. Sie entspannen sich bei jedem Ausatmen mehr und mehr und sinken dabei immer tiefer in eine wohlige, entspannte Stimmung.

Ihr Brustkorb hebt und senkt sich im Rhythmus Ihres Atems und durch Ihre Aufmerksamkeit bildet sich dort eine Kugel aus lichter und liebevoller Energie. Es ist Ihre eigene Energie, die sich durch Ihre Atemzüge und Ihre Aufmerksamkeit ausdehnt, bis Sie sich komplett von Ihrer Kugel aus Licht und Energie umhüllt finden. Diese Energie lebt und bewegt sich, sie dampft förmlich vor Kraft und liebevoller Wärme.

Nun bitten Sie in Gedanken darum, dass jemand aus der geistigen Welt näherkommt. Laden Sie dieses Wesen ein, in Ihre Kugel zu treten und Ihnen ein Gefühl von seiner Präsenz zu geben. Dann lassen Sie diesen Gedanken wieder los.

Achten Sie nun auf Veränderungen in und an Ihrem Körper. Kribbelt es irgendwo, fühlen Sie einen Luftzug, Kühle oder Wärme? Alle möglichen Empfindungen können sich einstellen. Wenn Sie um ein Gefühl gebeten haben, können auch Bilder, Farben oder Licht auftauchen, denn Gefühle lösen oftmals Bilder aus. Vielleicht werden Sie ganz leicht oder Sie fühlen sich schwer. Achten Sie auf alles.

Verweilen Sie ein paar Minuten in diesem Zustand der Aufmerksamkeit und Offenheit. Nehmen Sie wahr, wie ein Wesen der geistigen – nicht-materiellen Welt – auf Sie wirkt.

Bitten Sie das Wesen dann, zurückzutreten und sich von Ihnen zu entfernen. Die Gefühle werden mit dem Wesen verschwinden. Haben Sie das festgestellt, kehren Sie mit Ihrer Aufmerksamkeit wieder zu Ihrem Atem zurück und bitten Sie das Wesen darum, noch einmal näherzukommen und in Ihr Energiefeld zu treten, und zwar zehnmal so intensiv wie zuvor.

Achten Sie auch jetzt wieder auf alles, beobachten Sie, lassen Sie es zu. Sollten die Gefühle zu stark werden, so dass es für Sie unangenehm wird – das kann zu Beginn vorkommen – bitten Sie das Wesen in Gedanken etwas zurückzutreten. Sagen Sie ihm auch warum.

Genießen Sie ansonsten diesen Moment der Vereinigung mit einem lieben Wesen aus der geistigen Welt. Das Wesen, das Sie besucht, genießt es ebenfalls, denn es erhält durch Sie die Möglichkeit, körperliche Empfindungen wahrzunehmen. Das kann es nur, wenn ein körperliches Wesen um seine Anwesenheit bittet.

Nach ein paar Minuten bitten Sie das Wesen zurückzutreten. Vergessen Sie nicht, sich zu bedanken und sich zu verabschieden. Das wird leider oft vergessen. Besonders dann, wenn das Medium bereits Erfahrung hat und die Anwesenheit des Geistwesens als Selbstverständlichkeit ansieht, weil die geistige Welt immer *auf eine Bitte reagiert.*

Durch ein paar tiefe Atemzüge gelangen Sie mit Ihrer Aufmerksamkeit zurück in den Raum, in dem Sie sich befinden und zu den darin anwesenden Menschen.

Tauschen Sie sich aus, erzählen Sie den anderen, was Sie erlebt haben und lauschen Sie, was die anderen gefühlt haben. Wir lernen voneinander.

Jeder Mensch fühlt auf seine eigene Art und Weise. Es gibt keine zwei identischen Menschen, denn keine Lebensgeschichte und Erfahrung ist wie die andere. Jeder Mensch ist einzigartig und hat seine spezielle Aufgabe. Manchmal hat man das Gefühl, man sei meilenweit von einer sinnvollen Aufgabe entfernt oder habe seine Lebensaufgabe noch nicht erfasst – der Schein trügt.

Als ich lernte, Geistwesen bewusst wahrzunehmen, brachte mich dies zu Beginn sehr durcheinander. Mich verwirrte nicht die Tatsache, dass ich Geistwesen wahrnehmen konnte. Es war vielmehr die Erkenntnis, dass ich diese Gefühle bereits seit längerem hatte, die mich zum Denken anregte. Was ich erlebte, war nicht neu für mich. Neu war nur der Umstand, dass ich ein Geistwesen bewusst und gewissermaßen »auf Kommando« wahrnehmen konnte. Was ich nicht konnte, weil ich nicht wusste, wie es funktioniert, war, mit den Menschen der geistigen Welt zu kommunizieren. Für mich sind es Menschen, weil sie menschliche Gefühle vermitteln. Diese Gefühle in Sprache zu übersetzen war und ist eine große Herausforderung.

Während meines ersten Wochenendes in den alten Gemäuern des Arthur Findlay College in Stansted hatte ich ein magisches Schlüsselerlebnis. In einem Schnupperseminar, das ich besuchte, baten wir ein Geistwesen näherzukommen. Ich fühlte, spürte, forschte und suchte. Doch es geschah nichts. Ich fühlte mich wie immer. Für mich hatte sich nichts geändert. Da sagte der Seminarleiter: »Hans Peter, warum sprichst du nicht mit dem Geistwesen, das bei dir ist? Du hast den stärksten Kontakt von allen!« Ich war erstaunt und fühlte mich nicht ganz wohl dabei. Er *sah* das Wesen, und ich konnte nicht einmal dessen Anwesenheit spüren, obwohl der Kontakt angeblich so stark war. *Blödsinn!*, dachte ich, *wahrscheinlich erzählt mir der Seminarleiter Mist.*

Doch ich versuchte es noch einmal und nahm mir zu Herzen, was der Leiter gesagt hatte. »Glaube daran«, sagte ich zu mir selber. »Der Mann wäre hier nicht Lehrer, wenn er es nicht wüsste.« Und siehe da, beim zweiten Versuch lief es wie am Schnürchen. Es klappte! Doch war ich kritisch und bat das Geistwesen, mir anderweitig ein Zeichen zu geben. Außerhalb der Klasse, wenn ich alleine sein würde.

Den ganzen Tag lief ich umher und achtete auf alles, doch nichts geschah. Ich sah weder ein Gespenst umherwandeln noch kam die große Erkenntnis zu mir. Der Tag verging, und irgendwann legte ich mich schlafen. Ich schlief zusammen mit drei anderen Schülern in einem Viererzimmer. Auf beiden Seiten des Zimmers standen zwei Betten, mein Bett befand sich neben dem Fenster.

Als ich am folgenden Morgen aufwachte lag ich auf der Seite und schaute direkt in das Gesicht meines Bettnachbarn. Dieser lag ebenfalls auf der Seite und sah mich an. Beide hatten wir die Augen geöffnet. Ich erinnere mich sehr gut an das bärtige Gesicht mit den freundlichen Augen. »Guten Morgen«, sagte ich. Und ich glaubte ein »Good morning« zurückerhalten zu haben. Genau weiß ich es nicht mehr, denn in dem Moment realisierte ich, dass ich tatsächlich zur Wand mit dem Fenster schaute. Neben mir war gar kein Bett! Doch ich konnte eines *sehen* und mit dem Mann, der darin lag, *sprechen*. Als ich die Augen einen Moment lang schloss und wieder öffnete, waren Bett und Mann verschwunden. Ich hatte mein Zeichen!

Mir war schnell klar, dass ich am Tag zuvor nichts gefunden hatte, weil ich dauernd suchte. Frühmorgens war ich nicht auf der Suche gewesen und hatte deshalb nicht erwartet, etwas zu sehen. So hatte das Geistwesen ungehindert zu mir durchdringen können. Mit »zu mir« meine ich mein Tagesbewusstsein oder mein Ego.

Noch heute verwende ich dieselbe Technik, wenn ich für mich persönlich eine Nachricht oder eine Antwort auf eine Frage wünsche. Ich bitte am Abend um ein Zeichen und erhalte die Antwort meistens in der Phase zwischen Wachsein und Halbschlaf. Das ist auch eine sehr spezielle Phase im Hinblick auf das Trance Healing. Den bärtigen Mann habe ich seit dem Moment in Stansted noch einige Male getroffen. Wir arbeiten hervorragend zusammen und sind sehr gute Freunde geworden. Ohne ihn hätte ich vieles nicht geschafft.

Das Helferwesen

Sie haben nun einen Versuch unternommen, ein Geistwesen auf diese Art wahrzunehmen. Werten Sie, wenn möglich, nicht zu viel. Sie haben eine Übung gemacht, mehr nicht. Das weiß das Wesen, das Sie besucht hat, ebenfalls. Es weiß, welche Übung Sie durchgeführt haben und aufgrund welcher Motivation Sie es getan haben. Ihre Motivation war die Ursache dafür, dass genau dieses Wesen gekommen ist. Ich nenne es ab hier Ihr Helferwesen.

Ihr Helferwesen hat Ihnen keine himmlische Botschaft übermittelt, sondern sich strikt an die Aufgabe gehalten, Ihnen ein Gefühl seiner Präsenz zu geben. Diejenigen Wesen, die uns auf diese Art besuchen, sind bereit, mit uns zusammenzuarbeiten. Sie sind uns mehr als nur ähnlich. Das Wesen, das Sie besucht hat, ist genau wie Sie. Es hat die gleichen Interessen, Ziele, Veranlagungen und Kapazitäten. Es ist Ihnen gleich. Sonst hätten Sie es nicht angezogen. Wie man in den Wald ruft, so tönt es zurück.

Es hat Ihnen gegenüber jedoch einen entscheidenden Vorteil: Es ist nicht begrenzt! Ebenso haben Sie ihm gegenüber einen entscheidenden Vorteil: Sie besitzen ein physisches Energiefeld! Die besten Voraussetzungen also für eine Partnerschaft.

Es lohnt sich für Sie, wenn Sie sich mit diesem Wesen anfreunden. Es wird die nächste Zeit mit Ihnen zusammenarbeiten; unter Umständen für den Rest Ihres Lebens auf diesem Planeten. Es wird Sie begleiten, wo immer Sie sich aufhalten und Ihnen beistehen, egal was sie tun. Es ist wie Sie. Eine treue Seele, der nichts mehr am Herzen liegt, als Ihnen Ihre Wünsche zu erfüllen und Sie zu unterstützen.

Wahrscheinlich war dieses Wesen schon Ihr Leben lang an Ihrer Seite und hat nur darauf gewartet, dass Sie sich ihm öffnen. Vielleicht haben Sie es schon früher wahrgenommen, aber das, was Sie gespürt haben, nicht einordnen können. Es ist dem Wesen im Übrigen egal, wie Sie es nennen. Geistführer, Helfer, Schutzengel, höheres Selbst, wahres Ich oder Frederic. Bezeichnungen und Namen sind dem Geistwesen egal. Sie dienen lediglich unserem Ego, damit es personifizieren kann. Das Wesen das kommt ist jedoch keine Person, sondern eine Energieform. Auch, wenn es früher einmal als Person, als Mensch gelebt hat. Personen und Menschen haben ein Ego, das liegt, wie gesagt, in ihrer Natur. Ein Geistwesen benötigt kein Ego –

außer dem Ihren. Darum nenne ich das Wesen dieser Übung schlicht Ihr Helferwesen.

Vielleicht beängstigt Sie die Feststellung, dass Sie nie alleine sind und immer etwas in der Nähe ist. Für mich ist es sehr beruhigend. Ich habe in meinem Helferwesen einen guten Freund gefunden, den ich jederzeit um Rat fragen kann und der mich inspiriert. Ich möchte ihn nicht mehr missen.

Nach meiner ersten Begegnung mit meinem Helferwesen in Stansted konnte ich seine Anwesenheit noch längere Zeit spüren, zweifelte jedoch immer wieder an meiner Wahrnehmungsfähigkeit. Ich wollte mehr Beweise. Aber wie beweist ein Wesen aus der geistigen Welt seine Existenz? Durch ein Medium? Dieses könnte mir lediglich erzählen, was ich hören will. Wenn schon müssten mehrere Medien das Wesen auf die gleiche Weise beschreiben. Doch auch das ist keine Lösung, denn jedes Medium würde das Wesen anders beschreiben, obschon es sich allen gleich offenbaren würde. Dieselbe Information wird durch jedes Medium anders gefiltert. Es ist wie bei einem Musikstück: Zehn Musiker spielen dieselbe Melodie, doch jeder spielt sie mit einem anderen Instrument. So wie ein

Klavier anders klingt als eine Gitarre, »übersetzt« Medium X die Informationen anders als Medium Y.

Bei hellsichtigen Medien würde die Energie Ihres Helferwesens Bilder auslösen. Wenn nun kein verstorbener Bekannter zu Ihnen kommt, sondern das Helferwesen, das Sie in der letzten Übung kennengelernt haben, würde dessen Energie ein Bild auslösen. Welches Bild hängt davon ab, woher das Medium kommt. Herkunft, Religion und Kulturkreis spielen bei der Wahrnehmung von Energien eine große Rolle. Von verschiedenen Seiten erhielt ich alle möglichen Beschreibungen meines Helferwesens. Er erschien als Heiliger, Massai, Buddha, Kind, Bär, Baum und vieles mehr. Den bärtigen Mann aber habe lange Zeit nur ich gesehen. Dass er da war, konnte mir niemand beweisen, und so blieb mir nur das, was ich auch Ihnen empfehlen möchte: Gehen Sie mit Ihrem Helferwesen aus der geistigen Welt einen Bund ein und geben Sie ihm die Möglichkeit, sich Ihnen zu zeigen – auf die Weise, die er für richtig hält und die Sie annehmen können.

Verraten kann ich Ihnen das Eine: Wie Ihr Helferwesen wirklich ist, können lediglich Sie erfahren. Vielleicht sehen Sie wie ich das Bild eines Menschen. Kennen und lieben gelernt habe ich mein Helferwesen jedoch aufgrund unserer gemeinsamen Erfahrungen. Ein Bild kann eine durch Energie ausgelöste Vorstellung sein. Wie sagte Moses in den zehn Geboten? „Du sollst keine anderen Götter haben neben mir. Du sollst dir kein Bildnis noch irgendein Gleichnis machen, weder von dem, was oben im Himmel, noch von dem, was unten auf Erden, noch von dem, was im Wasser unter der Erde ist."

Die Hierarchie in der geistigen Welt

Zerbrechen Sie sich nicht den Kopf darüber, aus welcher Schwingungsebene das Wesen, das mit Ihnen zusammenarbeitet, stammt. Dies spielt keine Rolle. Es ist nur denjenigen wichtig, die sich als etwas Besseres fühlen wollen und das Werten in den Vordergrund stellen. Es gibt kein besser oder schlechter. Die Absicht – Ihre Motivation – ist die treibende Kraft. Ob Ihr Helferwesen von der zweiten, dritten, vierten oder 23sten Ebene kommt ist völlig unwichtig. Wichtig ist, dass Sie sich klar darüber sind, was Sie wollen und, dass Sie sich von Ihrem Geist dahin führen lassen. Ihr Geist hält die Verbindung zu Ihrem Helferwesen aufrecht, und Ihr Helferwesen koordiniert den Zugriff auf die Kräfte, die Sie für sich und Ihre Patienten benötigen. Wird ein Arzt aus der zweiten Ebene gebraucht, ist er da. Wird ein Wesen aus einer höheren Ebene – meinetwegen ein Erzengel – benötigt, um Ihrem Patienten zu helfen, kommt dieser angerauscht. Ist ein Mensch der materiellen Ebene das, was Ihrem Patienten guttut, dann hilft die geistige Welt in diese Richtung. Und das wäre genau so göttlich und perfekt, weil es das wäre was Ihrem Patienten zur Heilung verhilft.

Die Kräfte aller Ebenen befinden sich innerhalb einer übergeordneten Kraft, einer alles durchdringenden und immerzu präsenten Energie – der höchsten Schwingungsebene, die es überhaupt gibt. Ich nenne diese Kraft einfach Gott. Alles, was es gibt, befindet sich innerhalb seines Wirkungskreises. Am Ende heilt er die Menschen. Egal, welchen Engel oder Helfer er sendet – wir alle arbeiten mit seiner Erlaubnis.

5 HEILUNG UND SCHUTZ

Übung 5: Wie wirken wir auf andere, wenn unser Helferwesen präsent ist?

Für diese Übung benötigen Sie wieder die Hilfe eines lieben Mitmenschen. Am besten eignet sich hierbei die Person, die sich Ihnen zur Verfügung stellte, als Sie bei der vorletzten Übung die Wirkung Ihrer Energie auf andere getestet haben.

Setzen Sie sich bequem in einen Stuhl neben Ihren Übungspartner. Bitten Sie ihn darum, eine Zeit lang still dazusitzen und sich selbst zu beobachten. Sagen Sie ihm, dass Sie selber während dieser Zeit in einen entspannten Zustand gehen.

Nun schließen Sie die Augen und atmen zwei, drei Mal tief ein und aus. Machen Sie sich bewusst, dass Sie sich bei jedem Ausatmen mehr und mehr entspannen. Achten Sie darauf, wie Ihr Atem ein- und ausströmt. Sie atmen Leben, Kraft und Energie ein und lassen alles, was Sie beschäftigt, worüber Sie sich Sorgen machen und was Sie nicht mehr benötigen, beim Ausatmen los. Sie können sich getrost entspannen und werden immer lockerer. Sie atmen und Sie leben.

Folgen Sie Ihrem Atem nun zu Ihrem Zentrum, Ihrer Mitte, und beobachten Sie, wie sich Ihr Brustkorb im Rhythmus Ihres Atems hebt und senkt. Sie können fühlen, wie Energie durch den Solarplexus ein- und ausströmt; mühelos und leicht, genauso mühelos und leicht, wie Sie ein- und ausatmen.

Vor Ihrem Sonnengeflecht bildet sich eine Kugel aus lichter, hell scheinender Energie, die mit jedem Atemzug wächst und sich in alle Richtungen ausdehnt, bis Sie und Ihr Übungspartner komplett von warmer, leuchtender Energie umhüllt sind.

Nun bitten Sie in Gedanken Ihren Helfer aus der geistigen Welt näherzukommen. Sie laden ihn ein, in Ihr Energiefeld zu treten. Er wird Ihnen ein Zeichen seiner Präsenz geben. Sollten Sie dieses Zeichen für einmal nicht spüren, machen Sie sich deswegen keine Gedanken. Er ist da. Atmen Sie einfach ruhig ein und aus und beobachten Sie den Fluss Ihres Atems.

Nun bitten Sie in Gedanken Ihren Helfer aus der geistigen Welt, mit Ihnen zu arbeiten. Sagen Sie in Gedanken die Worte: **»Bitte arbeite mit mir.«** *Mehr Worte sind nicht nötig, denn Ihr Helfer weiß, was Sie im Sinn haben und welche Übung Sie in diesem Moment machen.*

Dann lassen Sie die Gedanken an Ihren Helfer komplett los und tun nichts weiter, als auf Ihren Atem zu achten und sich zu entspannen. Bei jedem Ausatmen entspannen Sie sich mehr und mehr. Das geschieht ganz von alleine, Sie brauchen nichts zu tun.

Folgen Sie ein paar Minuten Ihrem Atem, lassen Sie sich Zeit. Sollten Ihre Gedanken zwischenzeitlich abschweifen, kehren Sie, sobald Ihnen das bewusst wird, mit Ihrer Aufmerksamkeit einfach sanft zu Ihrem Atem zurück.

Nach einer Weile atmen Sie wieder ein, zwei Mal tief ein und aus und kehren dann mit Ihrer Aufmerksamkeit in den Raum und zu Ihrem Übungspartner zurück. Vergessen Sie nicht, sich bei Ihrem Helfer zu bedanken.

Nun fragen Sie Ihren Übungspartner zuerst, wie es ihm geht und ob er gerne einen Schluck Wasser trinken möchte. Dann lassen Sie ihn erzählen, was er gefühlt hat und fragen auch nach, ob ihm während der Übung Bilder oder Farben durch den Kopf gingen.

Vergleichen Sie seine Aussagen mit dem, was Sie gefühlt oder wahrgenommen haben. Während unseren Behandlungen, besonders in einem ganz bestimmten Stadium der Trance, erhalten wir oftmals Informationen. Gleichen Ihre Wahrnehmungen denen Ihres Übungspartners? Tauschen Sie sich aus.

Diese Übung ist noch kein Trance Healing. Es geht hier darum, den Unterschied zwischen der Wirkung, die Ihre Energie auf den Patienten hat, und der Wirkung der Energie Ihres Helferwesens aus der nicht-materiellen Welt auf Ihrem Patienten festzustellen. Trotzdem fließt Heilung durch Sie zu Ihrem Partner. Das konnte Ihr Übungspartner bestimmt wahrnehmen. Beim Trance Healing findet immer Heilung statt. Der Mensch, der Sie dabei unterstützt, empfängt während jeder Übung echte und nachhaltige Hilfe aus der geistigen Welt. Es ist kein Spiel. Sogar wenn wir experimentieren wird geheilt, denn das ist Sinn und Zweck des Trance Healing.

Gewöhnen Sie sich an die Vorstellung, dass auch in einem Moment der Übung bereits durch Sie gewirkt wird. Sie sind wichtig und in diesem Augenblick der einzige Mensch auf der Welt, der Ihrem Übungspartner (d.h. Ihrem Patienten) wirklich von Nutzen ist. Niemand sonst ist jetzt an Ihrer Stelle, und niemand anders hat in dem Moment sowohl zu Ihrem Patienten als auch zu den Heilenden und Ärzten der geistigen Welt Zugang.

Darin liegt Ihre Aufgabe als Heilmedium. Sie haben nichts anderes zu tun, als da zu sein für Ihren Patienten und Ihren Helfer aus der geistigen Welt. Dieses Da-Sein, das Hier-Sein, das Für-es-da-Sein ist vielleicht die wichtigste Aufgabe überhaupt. Niemand sonst kann das in diesem Moment tun. Sie sind unverzichtbar für Ihren Patienten und Ihren Helfer der nichtmateriellen Welt.

Ihr Helferwesen kann ohne physisches Energiefeld unmöglich im und am physischen Körper Ihres Patienten etwas unternehmen. Sie haben das Recht, ihm Ihr physisches Energiefeld zur Verfügung zu stellen. Mit Ihrer Absicht entscheiden Sie, wofür es Ihr Helfer aus der geistigen Welt benutzen darf. Wenn Ihre Motivation das Helfen ist und zwar in der Weise, die Ihr Patient braucht, dann wird die geistige Welt genau das tun – und nichts anderes.

Je weniger Sie daran denken, was die beste Hilfe für Ihren Patienten wäre, umso besser. Überlassen Sie das gänzlich Ihrem Helfer aus der geistigen Welt. Dieser verfügt über weitaus mehr Ressourcen und Informationen als Sie. Er weiß alles über Ihren Patienten.

Damit Sie nicht auf den Gedanken kommen mit der Suche nach der „besten Hilfe" für Ihren Patienten anzufangen verrate ich Ihnen einen kleinen Trick: Ignorieren Sie Ihren Patienten! Seien Sie ein echter Ignorant und denken Sie während der Behandlung nur an sich und wie Sie sich angenehm und friedvoll entspannen können. Ab dem Moment wo Sie Ihren Helfer darum bitten mit Ihnen zu arbeiten haben Sie nichts mehr zu tun. Lassen Sie sich einfach fallen und geben Sie sich Ihrem Atem hin. Der ganze Rest erledigt Ihr Helferwesen für Sie.

Ein weiterer zentraler Punkt während eines Trance Healings ist folgender: Der Patient ist eigentlich nicht krank! Darum dürfen Sie ihn also getrost ignorieren. Das klingt zuerst einmal verwirrend, doch ist es bei näherem Betrachten nachvollziehbar.

Fragen wir zuerst einmal, was ein Heilmedium ist. Ein Heilmedium ist ein Mensch, der den Vorsatz gefasst hat anderen Menschen zu helfen und ihnen in ihrer Krankheit Unterstützung zukommen zu lassen. Der Patient wäre demzufolge das Gegenteil des Heilmediums. Jemand der sein körperliches oder psychisches Dasein als „unnormal", von der „Norm abweichend" und deshalb als krank empfindet. Darum sucht er jemanden auf, der ihn in seiner Krankheit bestätigt und bestenfalls eine Heilung unterstützt. Die Einteilung in gesund oder krank hat jedoch das jeweilige Ego aufgrund von Auswirkungen des Lebens vorgenommen. Ungeachtet der Ursache wertet es die Symptome und teilt in gut oder schlecht ein. Der Schmerz des Patienten ist „schlecht", die Fähigkeit des Heilmediums „Heilung" durch sich fliessen zu lassen „gut".

Der Geist des Patienten ist jedoch vollkommen und gesund! Er ist nicht körperlich und das Leiden des Patienten findet auf körperlicher, materieller Ebene statt. Krankheit ist in dem Sinne die Falschinterpretation von Informationen. Das Symptom – der Schmerz – ist Information, nicht Krankheit. Die Heilung ist die Zusammenführung von Geist und Körper. Die Grundinformation des Geistes, die vollkommen und perfekt ist, findet während einem Trance Healing, im Idealfall, ihren Weg durch die verkrusteten und festgefahrenen Ansichten des Egos in das Bewusstsein des Patienten. Das gibt dem Patienten das Gefühl wieder „ganz" also nicht krank zu sein. Eine Vielzahl von Symptomen „verschwinden" bei diesem Einstellungswandel des Patienten auf Nimmerwiedersehen.

Ich nenne diesen Prozess die Selbstheilungskräfte, denn es ist der Geist des Patienten, der die Informationen in den Körper des Patienten transportiert. Dafür ist er zuständig. Der Geist des Patienten weiß am Besten welche Informationen für „seinen" Menschen nötig sind. Diese lässt er bestimmt nicht verschwinden. Alles was nicht nötig ist und woran sich das Ego trotzdem noch klammert, kann er mir nichts dir nichts verschwinden lassen.

Ein Heilmedium erkennt instinktiv, dass die Heilung letztendlich nicht von ihm abhängt. Würde das der Fall sein, hätte sein Ego diesen Glauben als Tatsache angenommen und sähe sich damit als etwas Besonderes, über dem anderen Stehenden an.

Eine solche Haltung verunmöglicht jedoch die Aktivierung der Selbstheilungskräfte des Patienten. Das Heilmedium ist nur das Werkzeug für die Kraft, die Heilung ermöglicht. Heilmedium und Patient sind gleich. Jeder Mensch ist Medium und Patient.

Patient und Heilmedium sind nicht gegenteilig, also krank versus gesund, sondern beide krank und gesund zugleich. Der Patient ist während der Behandlung so etwas wie das Spiegelbild des Heilmediums. Und umgekehrt. Alles was im Patienten vor sich geht findet das Heilmedium auch in sich selber. Trägt das Heilmedium die Lösung die zur Heilung des Patienten führt in sich, spiegelt sich diese Lösung für den Patienten. Dieser erkennt die Lösung – wenn auch unbewusst – und Heilung findet statt. Wären Patient und Heilmedium gegenteilig, hätten sie sich nicht angezogen und der Patient nie den Weg zum Heilmedium gefunden. Aus diesem Grund ist mir zum Beispiel klar, dass *Sie* das Potential zum Heilmedium haben. Sie hätten nie dieses Buch gekauft, wenn es nicht so wäre. Ihre Stärken zeigen sich vielleicht nicht in der gleichen Form wie bei mir, die Wirkung Ihrer Form wird jedoch genau so stark sein wie die meinige. Doch das nur am Rande vermerkt.

Heilung ist in jedem Menschen bereits vorhanden. Krankheit ist nicht die Abwesenheit von Gesundheit, sondern die Fehlinterpretation von Informationen unseres Egos.

Wem das alles zu kompliziert klingt, den kann ich beruhigen. Sie brauchen all das nicht zu wissen, um ein sensationelles Heilmedium zu sein. Trance Healing wirkt, durch das simple Anwenden, auch dann, wenn Sie keine Ahnung haben, wie es funktioniert. Tun Sie es einfach und erfahren sie von Ihren Patienten, dass es wirkt. Das gibt Ihnen Sicherheit, Selbstvertrauen und hilft Ihrem Patienten. Da liegt der Nutzen für Ihren Patienten.

Schutz vor Gefahren der geistigen Welt

Wie schützen wir uns, wenn aus der geistigen Welt etwas auf uns zukommt, das manipulieren oder gar schaden will? Diese Frage wird in jedem Kurs gestellt.

Es ist richtig: Nicht alles, was sich in der nicht-materiellen Welt tummelt, verbreitet eitel Freude. Genau wie in der materiellen Welt gibt es auch in der nicht-materiellen Welt Kräfte, deren Wirkung wir als negativ empfinden. Dazu kommen unsere Konditionierungen durch Religion und Gesellschaft sowie durch Gruselgeschichten aus Büchern und dem Fernsehen.

Gegen negative oder dunkle Energien helfen einige der Techniken, die Esoteriker und teilweise sogar Medien anwenden, so gut wie nichts. Sich in einen Lichtmantel zu hüllen oder Kerzen anzuzünden wirkt genau so wenig, wie Salz um sich zu streuen oder Räucherstäbchen abbrennen zu lassen. Indem wir uns aktiv gegen die als negativ empfundenen Kräfte zu wehren versuchen, führen wir ihnen nur Energie zu. Eine energetische Mauer schützt vielleicht für zehn Minuten, danach wird sich die unerwünschte Energie verstärken.

Der wirksamste Schutz ist unsere ehrliche und entwaffnende Motivation zu helfen. Beim Trance Healing werten wir weder über den Menschen noch über sein Leiden. Wir wollen nicht überzeugen und nicht beeinflussen. Genau so wenig stellt sich ein echtes Heilmedium als etwas Besonderes dar. Wir sind nur ein Werkzeug, das sich zur Verfügung stellt um helfenden und heilenden Wesen zu ermöglichen positiv zu wirken. Gleiches zieht Gleiches an. Wenn wir durch unser Tun Gott anrufen, wird kaum der Teufel um die Ecke kommen. Wenn wir aber zu Gott beten und unser Handeln nicht dem entspricht, was wir sagen, dürfen wir uns nicht wundern, wenn das eine oder andere Teufelchen uns ein Bein zu stellen versucht.

Begegnen wir dennoch einem Geistwesen, das sich krampfhaft an einstige Besitztümer klammert und von irgendwoher physische Energie bezieht, um hier Schaden anzurichten oder um Menschen zu verstehen zu geben, dass sie das Weite suchen sollen, gibt es eine einfache und effektive Methode: Atmen Sie! Atmen Sie tief und ruhig, und machen Sie sich bewusst, dass Sie leben. Deshalb haben Sie das Recht, da zu sein, wo Sie sind. Das Geistwesen atmet nicht und weiß das auch. Nach ein paar Atemzügen dehnen Sie Ihr Energiefeld aus und bitten Ihr eigenes Helferwesen näherzukommen und Ihnen zu helfen. Ihr Helferwesen weiß, in welcher Lage Sie sich befinden und wird die nötigen Schritte unternehmen. Es wird das Geistwesen entweder in eine Ecke des Raumes katapultieren, wo es keinen Schaden mehr anrichten kann oder ihm den Weg auf jene Ebene der geistigen Welt leuchten wo es hingehört.

Will ein verstorbener Mensch in der materiellen Welt verbleiben, benötigt er physische Energie. Er muss eine entsprechende Quelle anzapfen. Angst ist ein Supermarkt für solche Geister. Wenn ein Geist dieser Art Ihnen Angst einjagt und Sie vor Schreck die Luft anhalten, hat er die Energie, die er benötigt. Denn auch diese Verstorbenen sind voller Angst – deshalb können sie nicht loslassen.

Selbstbewusstsein und eine klare, jedoch aggressionslose Haltung wirken auch in der materiellen Welt am Besten. Was tun Sie hier, wenn Sie jemanden nicht loswerden? Sie holen Hilfe, wenn es Ihnen zu viel wird. In der nicht-materiellen Welt herrschen die gleichen Gesetzmäßigkeiten wie in der materiellen Welt.

Seit ich mit der geistigen Welt in Kontakt bin, hatte ich nie Probleme mit unerwünschten Kräften. Das liegt vielleicht an meinem Wesen oder einfach daran, dass ich mich vor keinem

Teufel fürchte. Für mich sind Vorstellungen von Himmel und Hölle hausgemacht. Was für den einen der Himmel ist, kann für den anderen beängstigend sein. Durch viele Gespräche mit Dave Russel, der sich jahrelang als Medium in einer Forschungsgruppe für übernatürliche Phänomene engagierte, habe ich mitbekommen, dass es sehr wohl Wesen gibt, die sich an die materielle Welt klammern und deren Energie nicht nur spürbar, sondern auch messbar ist. Unter bestimmten Umständen können solche Spukerscheinungen sogar physische Auswirkungen haben. Dave erzählte von fliegenden Steinen und anderen Gegenständen, die regelrecht nach Mitgliedern der Gruppe geworfen wurden, als diese ihre Arbeit machten. Daves Aufgabe in der Gruppe bestand darin, mit diesen Wesen zu kommunizieren.

Dave erläuterte mir die zwei grundlegenden Unterschiede von Spukerscheinungen. Einerseits sind Spukerscheinungen energetische Erinnerungen, die an besonderen Orten zu finden sind. So wie es Kraftorte gibt, gibt es auch kraftraubende Orte. Ein Richtplatz, an dem Menschen gehängt wurden, behält die erschreckenden Erinnerungen fast auf immer und ewig. Die Konzentrationslager aus dem Zweiten Weltkrieg werden das erlebte Leid und die Brutalität, die dort stattfand, für immer speichern und fühlbar machen. Doch an diesen Orten sind keine Seelen zu finden. Wir fühlen lediglich „etwas" und je nach Resonanz in uns entstehen Bilder die Gefühle auslösen oder umgekehrt. Wir können uns dann diese Gefühle oder Bilder nicht erklären und assoziieren das mit Spuk.

Andererseits gibt es Seelen Verstorbener, die sich dazu entschlossen haben, noch eine Weile in der materiellen Welt zu verbleiben oder solche, die aufgrund eines Schockerlebnisses nicht wissen wohin sie gehören. Aus welchem Grund auch immer. Das sind Geistwesen wie dasjenige, welches wir rufen, wenn wir uns mit der geistigen Welt verbinden. Ein entwickeltes Medium kann mit ihnen kommunizieren. Eine Wirkung auf die materielle Welt haben sie nur, wenn sie physische Energie beziehen können. Sie sind in der Regel spürbar, aber harmlos und lassen Menschen meist in Ruhe. Ihnen fehlen Ausdrucksmöglichkeiten. Sie können weder sprechen noch zeichnen, schreiben oder sich sonst wie mitteilen. Darum sind sie auf der Suche nach physischer Energie. Physische Energie vermittelt einem Geistwesen, das sich an die materielle Ebene klammert, die Illusion sich ausdrücken zu können.

Diese physische Energie lässt sich beispielsweise bei denjenigen Menschen abzapfen, die ihre Liebsten verloren haben und diese nicht loslassen können. Innerhalb von Familien kommt das häufig vor. Ungelöste Konflikte und Schuldgefühle bei den Hinterbliebenen, die deswegen oft an die Verstorbenen denken, liefern ebenfalls physische Energie. Der Hauptlieferant ist jedoch, wie gesagt, die Angst. Es kann sich dabei um unbestimmte Ängste handeln oder um die Angst vor dem Leben überhaupt. Ein Geistwesen kann sich an einen überängstlichen, unsicheren oder psychisch kranken Menschen hängen. Auch Drogensüchtige sind auf ihre Weise krank und eignen sich als Energielieferanten für Geistwesen.

Schutz im Trance-Zustand

Kann in einem Trance-Zustand jemand »Falsches« zu uns durchdringen? Ich habe es noch nie erlebt. Mein Helferwesen würde das niemals zulassen – und Ihres auch nicht. Es sei denn, Sie wünschten dies, weil Ihre Absichten manipulativ oder verschoben sind.

Was ich jedoch erlebt habe, ist, dass sich Personen ängstigen, wenn sie miterleben, wie ein Medium in Trance geht und ein Geistwesen durch es spricht. Das Erscheinen eines Geistwesens ist eine besondere Kraft. Seine Worte kommen oftmals mit so viel Liebe und Intensität, dass einem die Haare zu Berge stehen. Wenn das Medium dann noch zu singen beginnt, ist das ein ganz besonderes Erlebnis.

In meinem ersten Trance-Healing-Lehrgang, es war während des dritten Teils, begann eine Teilnehmerin in Trance zu singen. Es war eine kleine, unscheinbare Frau, eine unglaublich bescheidene und liebenswerte Person. Sie zitterte am ganzen Körper und aus ihrem Mund erklang nur ein Wort: »Licht.« Dieses Wort sang sie in allen hohen Tonlagen und in einer Lautstärke, dass die Fensterscheiben zitterten. Es war beängstigend schön. Jeder und jede im Raum hatte Hühnerhaut von Kopf bis Fuß. Zwei der Teilnehmerinnen sprangen nach ein paar Momenten auf und verließen den Raum mit Tränen in den Augen.

Ich war versucht, die Frau aus der Trance zurückzuholen, da es das erste Mal war, dass sie sich in diesem Zustand befand und ich mich um sie sorgte. Doch die wundervolle Kraft, die sie erfasst hatte, hielt mich davon ab. So stand ich lediglich bereit für den Fall, dass sie mich benötigte. Nach einer Viertelstunde kam die kleine Person mit ihrer Aufmerksamkeit zurück in den Raum. Alle waren wir sprachlos und wollten nur eines wissen: Was hatte sie erlebt?

Die kleine Frau strahlte über das ganze Gesicht. Es sei wundervoll gewesen! Fantastisch! Einfach einzigartig! Sie habe noch nie so viel Liebe erlebt. Tiefer und tiefer sei sie gesunken und habe himmlische Musik und Elfen singen gehört. Dass diese Elfenmusik aus ihrem Mund gekommen war, hatte sie selber gar nicht mitbekommen. Sie hatte zufrieden wie ein Baby »geschlafen«, während ein Geistwesen ihr Energiefeld *und* ihr Sprachzentrum genutzt hatte, um uns eine wundervolle Nachricht zu übermitteln.

Ein Teilnehmer des Lehrgangs, der viel mehr von Musik verstand als ich, erklärte danach, dass die Frau nicht einen falschen Ton herausgelassen hatte. Eine Sängerin mit klassischer Ausbildung hätte diesen Reichtum an Variationen nicht besser hinbekommen, meinte er. Es war magisch. Erst recht, weil die kleine Frau im »richtigen« Leben gar nicht singen konnte, wie sie danach immer wieder betonte.

Während weiterer Trance-Übungen erweiterte sich ihre Gabe. Die Frau begann Ave-Marias und Hallelujas zu singen. Die Lautstärke reduzierte sich etwas, doch die Intensität steigerte sich von Mal zu Mal. Sie fühlte sich dabei pudelwohl und sicher. Nach jeder Trance-Sitzung strotzte sie vor Energie und leuchtete förmlich vor Glück. Und die Wirkung auf die Zuhörer war in hohem Maß heilend. Es kann einem gar nicht schlecht gehen, wenn man Gott singen hört.

Übrigens befinden Sie sich jeden Tag während Stunden in einem Trance-ähnlichen Zustand – oder vielmehr: jede Nacht. Wenn Sie schlafen, sind Sie in einem Zustand tiefer Entspannung, und Ihre »Türe« zur geistigen Welt steht weit offen. Da kommt auch kein Bösewicht aus der nicht-materiellen Welt zu Ihnen; höchstens ein erschreckendes Bild aus Ihrem eigenen

Unterbewusstsein. Ihre Albträume, wenn Sie welche haben, sind Auswirkungen Ihrer eigenen inneren Konflikte. Wenn Sie die Konflikte lösen – und dafür eignet sich Trance Healing besonders gut –, verschwinden auch die Albträume.

Die dunklen Energien der heutigen Zeit

Es geht das Gerücht um, dass zu bestimmten Jahreszeiten mehr dunkle Energie – also negative Kraft – am Werk ist. Im Anschluss an das vorherige Thema möchte ich kurz darauf eingehen.

Wir tragen dunkle und helle Seiten in uns. Unsere dunklen Seiten gefallen uns weniger, und wir versuchen sie zu verdrängen. Wir versuchen uns mit so viel Licht zu füllen, dass die dunklen Seiten verschwinden. Doch das Gegenteil geschieht: Unsere dunklen Seiten verstärken sich, je mehr wir dagegen ankämpfen. Wir müssen sie akzeptieren und sollten sie in gesundem Maße ausleben. Unsere dunklen Seiten sind oft verdrängte Wünsche und das Festhalten an falschen Vorstellungen. Wer sein eigenes Leben nicht lebt, produziert dunkle Energie. Werfen wir einen Blick auf all das, was wir leben wollen, aber nicht tun, sind die dunklen Flecken auf der Landkarte der Energien bald erklärt.

Wir kennen zum Beispiel den November als trüben und nassen Monat. Reihenweise fallen Menschen in Herbstdepressionen. Dabei ist der November – der Herbst überhaupt und der ganze

Winter – eine wundervolle Zeit. Die Natur zieht sich zurück, erholt sich und bereitet sich auf den nächsten Frühling vor. Seit tausenden von Jahren gibt es die Jahreszeiten, es ist nichts Ungutes daran. Wenn jedoch genügend Menschen etwas als schlecht ansehen, dann wird dies wahrnehmbar und fühlt sich auch tatsächlich schlecht an. Wir möchten uns dann am liebsten in unser Schneckenhaus verkriechen und alleine sein.

Umgekehrt ist es dasselbe: Spielt die Fußballnationalmannschaft Ihres Landes an den Weltmeisterschaften erfolgreich, gefällt das so vielen Menschen, dass eine Art Masseneuphorie entsteht. Es steckt alle an, und sogar Fußballmuffel sehen sich in Restaurants und auf Plätzen die Spiele an. Alle sind glücklich und motiviert, ihre Mannschaft zu unterstützen. Niemand will alleine vor dem Fernseher sitzen.

Wenn es also gerade wieder November ist und Sie glauben, dunkle Energien wahrzunehmen, dann nehmen Sie das nicht zu ernst. Setzen Sie sich lieber mit Ihrer dunklen Seite auseinander. Leben Sie Ihre dunklen Seiten aus? Erlauben Sie Ihren Mitmenschen, die ihre auszuleben oder verurteilen Sie diese deswegen? Wie steht es um Ihre Sexualität? Leben oder verdrängen Sie diese? Zum Verarbeiten unserer dunklen Seiten gehört auch der Schlaf. Wir schlafen meist zu wenig. So würde uns die Natur bei Dunkelheit ins Bett schicken und uns wecken, wenn es tagt. Wenn ich mich nicht irre, stehen Tag und Nacht über das Jahr gesehen in einem ausgeglichenen Verhältnis. Passen wir unseren Rhythmus dem an, haben wir genügend Schlafenszeit, um unsere dunklen Seiten zu verarbeiten.

Dunkle Energie ist oftmals ein von Menschen erzeugtes Energiefeld. Unser kollektives Unterbewusstsein verbreitet es um die Welt, und alle Menschen können es empfangen. Von außen können wir dieser Dunkelheit nicht entgegenwirken. Wäre dies möglich, hätten wir in unseren beleuchteten Wohlstandsländern keine dunklen Energien.

Innerlich können wir der Dunkelheit jedoch sehr wohl begegnen. Wir können sie beleuchten, ansehen und als Teil von uns akzeptieren. Unsere Ängste, unseren Hass, die Wut, die unverstandene Liebe, einfach alles. Sehen Sie sich Ihre Gefühle schonungslos an. Werden Sie sich gewahr, was es in Ihnen auslöst, wenn Sie sich diesen Gefühlen stellen. Achten Sie dabei auf Ihren Atem. Atmen Sie in Ihre Themen und Probleme hinein. Hauchen Sie ihnen Leben ein, damit sie aufstehen und weggehen können. Ihr Helferwesen wird Sie dabei unterstützen – zu jeder Jahreszeit.

Eine Zeit lang beschäftigte ich mich intensiv mit weiteren dunklen Themen; mit Mächten und Geheimgesellschaften, die alle Möglichkeiten zu nutzen versuchen, um die Weltherrschaft zu übernehmen. Ich befasste mich auch mit dem systematischen Vorgehen von Regierungen, internationalen Banken und vernetzten Organisationen, die Kriege und Konflikte nur um des Profits willen anzetteln. Es gibt spannende Bücher zu diesen Themen. Was ich darüber gelesen habe, ließ mir das Blut gefrieren und sämtliche Hoffnung aufgeben.

Heute bin ich froh, dass mich diese Themen nicht (mehr) beherrschen. Die Auseinandersetzung damit hat mich jedoch gelehrt, nicht alles für bare Münze zu nehmen. Als mir kürzlich jemand voller Überzeugung von einer hochentwickelten Rasse Außerirdischer erzählte, die unter der Erde wohnen würden und uns technisch haushoch überlegen seien, fühlte ich mich ein wenig in diese Zeit zurückversetzt. Fast hätte ich darüber gelacht, doch ...

… manche Dinge klingen dermaßen abstrus, dass man sich darüber lustig macht. Das ist unfair gegenüber jemandem, der sich damit beschäftigt und eine verrückt scheinende Theorie für wahr hält, weil er entsprechende Zeichen wahrzunehmen glaubt. Die Geschichte hat uns gelehrt, dass manche vermeintlich unannehmbare Theorie am Ende doch richtig war.

Wer heilt wen?

In jedem Menschen steckt eine göttliche Seele. Haben wir Zugang zu diesem göttlichen Anteil in uns, fühlt unser Ego diesen Anteil als etwas, das außerhalb unseres Körpers liegt. Dem Ego, diesem Konstrukt aus Erfahrungen und Programmierungen, fällt es schwer, die Seele als Teil von sich anzunehmen. Es kann diesen Teil nicht einordnen, geschweige denn, sich ihn vorstellen. Unser göttlicher Anteil liegt jenseits unserer Vorstellungskraft; im Jenseits sozusagen oder in der geistigen, der nicht-materiellen Welt. Diese können wir uns ebenfalls nicht vorstellen. Trotzdem ist unsere Seele untrennbar mit unserem Ego verbunden. Ob wir die Seele als Teil von uns anerkennen, sie außerhalb von uns wahrnehmen, uns nichts darunter vorstellen können oder sie verleugnen, macht keinen Unterschied. Wir bleiben verbunden.

Im Taoismus wird gelehrt, dass wir immer den großen Mann sehen sollten, der hinter jedem Menschen steht. Für Taoisten ist nicht das was wir sehen wichtig, sondern das, was dahintersteht. Das bedeutet für mich, dass wir nicht das Ego oder den Körper, sondern den Geist oder die Seele eines Menschen ins Auge fassen sollten. Nicht mit unseren physischen Augen, das geht nicht, aber mit dem Herzen können wir das. Wenn wir unser Energiefeld von unserer Mitte ausgehend ausdehnen. Diese Vorstellung übernehmen wir beim Trance Healing. Wir stellen uns das Helferwesen aus der geistigen Welt als großes Wesen vor, das hinter uns steht.

Wenn wir es bitten näher zu kommen und mit uns zu arbeiten, verbinden wir uns automatisch mit diesem Wesen. Als Unterstützung für unser Ego, das gerne etwas zu tun bekommt, stellen wir uns vor, dass die Verbindung wie eine Leitung oder ein Lichtstrahl von unserem obersten Rückenwirbel aus, dem Atlas, zu dem großen Wesen hinter uns führt. Damit lassen wir das Gehirn beiseite; die Energie des Helferwesens fließt direkt durch den Nervenkanal in der Wirbelsäule. Durch den Nervenkanal werden bekanntlich auch alle Informationen vom Gehirn aus an die Organe geleitet.

Unser Geist (oder unsere Seele, wenn Sie so wollen) – der göttliche Teil in uns, ist die Instanz, die Informationen an Organe und Zellen in unserem Körper koordiniert und sie dazu bringt dem Gesamtkonzept „Mensch“ zu dienen. Woher weiß eine Zelle sonst, was sie zu tun hat bzw. wem sie dienen soll? Wir gehen wie selbstverständlich davon aus, dass jede Zelle und jedes Organ bedingungslos zum Wohle unseres Körpers arbeitet. Aber, warum sollte sie das tun? Bei einem toten Körper der sich, wie zuvor beschrieben, nur in wenigen Punkten von einem lebenden unterscheidet, tut sie es nicht. Sekunden nach Eintritt des Todes beginnt sich der Körper zu zersetzen. Es braucht offenbar eine Instanz, die den Körper dazu veranlasst zu atmen und der Zelle klar macht, dass sie sich teilen muss.

Diese Instanz zu beweisen ist ein Ding der Unmöglichkeit. Trotzdem wurde es versucht. 1907 führte der Arzt Duncan MacDougall aus Massachusetts eine makabre Versuchsreihe mit sechs Sterbepatienten durch. Er befestigte eine Waage an einem Bett, in das er totkranke Sterbepatienten legte. MacDougall notierte fein säuberlich, wie sich das Gewicht der Sterbenden veränderte. Durch die Verdunstung von Wasser beim Atmen und Schwitzen während der Agoniephase verloren Patienten kontinuierlich 28 Gramm pro Stunde. Zum Todeszeitpunkt notierte er bei vier seiner sechs Sterbepatienten einen Gewichtsverlust von 21 Gramm! Da dieser Wert deutlich über der stetigen Gewichtsabnahme während der Sterbephase lag, musste es sich, so glaubte MacDougall, um das Gewicht der entschwundenen Seele handeln. Er wollte nämlich beweisen, dass die Seele materiell und damit messbar sei. Heute werden seine Ergebnisse als Messfehler interpretiert. Das Experiment wurde meines Wissens auch nie mehr wiederholt. Interessant ist vielleicht noch, dass, nach christlichem Glauben, am Tag des jüngsten Gerichts die Seelen gewogen werden. Das hatte MacDougall erst auf die Idee gebracht die Versuche durchzuführen.

Unser Geist oder unsere Seele oder unser wahres Wesen – der Schöpfer unseres Egos – arbeitet permanent mit und an uns. Offensichtlich will dieser spirituelle Teil menschliche Erfahrungen sammeln. Vielleicht hat er uns gerade deswegen geschaffen. Im Buddhismus ist man der Meinung, wir seien spirituelle Wesen, die menschliche Erfahrungen sammeln und keinesfalls umgekehrt. Vielleicht können Buddhisten deshalb besser mit Veränderungen umgehen als nicht Buddhisten.

Während der Trance-Healing-Behandlung entspannen wir uns, achten auf unseren Atem und bitten unser Helferwesen nach vorne, in unser Energiefeld zu kommen und mit uns zu arbeiten. Unser Körper wird dann von unserem Helferwesen dazu gebracht sich immer mehr zu entspannen. Wir entspannen uns im Trance Healing nicht selber, diesen Part übernimmt das Helferwesen! Unser Ego tritt, ob dem angenehmen Gefühl und der früher gemachten, positiven Erfahrungen, freiwillig zur

Seite. Auf dem Weg in eine tiefe und friedliche Entspannung, eine Trance, nutzen wir unseren Atem als Transportmittel. Wie in den Übungen gelernt machen wir uns bewusst, dass wir uns mit jedem Ausatmen mehr und mehr entspannen. Sind wir dann vollkommen entspannt und das Ego ist aus dem Weg, gibt es nichts Wertendes mehr zwischen Patient und Heilmedium. Der Weg für das Helferwesen aus der geistigen Welt ist frei.

Unser eigener Geist oder unsere Seele ist vollkommen gesund und durchlässig und zieht, dem universellen Gesetz folgend (Gleiches zieht Gleiches an) den vollkommen gesunden Geist oder die Seele des Patienten an. So werden die Seelen des Heilmediums und des Patienten mit dem Helferwesen vereint. In diesem Moment gelangen alle benötigten Informationen aus der geistigen Welt durch das Helferwesen in Patient und Heilmedium. Beide erfahren Heilung, denn sie sind in dem Moment eins. Wie und wann diese Informationen zu wirken beginnen, können weder Heilmedium noch Patient voraussagen. Das Heilmedium weiß aufgrund seiner Erfahrungen lediglich, *dass* die Informationen wirken.

Energiearbeit ist, besonders zu Anfang, mit Konzentration verbunden. Lange sitzen macht uns ebenfalls nicht wacher. Dennoch sollten Sie sich, wenn Sie Trance Healing praktizieren, danach nicht müde oder ausgelaugt fühlen. Kommt das vor, wollen Sie (ihr Ego) wahrscheinlich zu viel. Geben Sie sich Zeit und setzen Sie sich nicht unter Druck! Geben Sie sich genügend Raum für andere Dinge. Nehmen Sie sich Zeit für Ihre Familie, Ihre Freunde, Sport und die Natur. Ihr gesundes soziales Umfeld macht Sie stärker! Auch körperliche Arbeit wirkt unterstützend. Das ist einer der Gründe, weshalb ich noch heute nebenher handwerklich tätig bin - es erdet mich. Zudem verhindert berufliche Vielseitigkeit, dass Sie in Abhängigkeit geraten. Sind Sie unabhängig, besteht kein Grund, einen Patienten an sich zu binden. So bleibt der Wunsch zu helfen die treibende Kraft und nicht das Geldverdienen.

Am liebsten behandle ich einen Patienten während drei Sitzungen. Damit habe ich gute Erfahrungen gemacht. Zwischen jeder Sitzung mache ich eine Pause von mindestens einer Woche. Schlägt die Behandlung nicht an und tritt keine Besserung ein, bin ich der falsche Mann für den Job. Wirkt die Behandlung, sind selten mehr als drei Sitzungen notwendig.

Als Heilmedium können Sie keine Heilversprechen abgeben, denn Sie haben weder Superkräfte noch heilende Hände. Es ist die göttliche Kraft, die durch Sie wirkt und in Ihrem Patienten letztlich die Selbstheilungskräfte freisetzt.

Es kommt auch nicht darauf an, während jeder Behandlung ein Wunder zu vollbringen. Es kommt darauf an, jedes Mal alles zu geben. Wenn das Heilmedium sich der göttlichen Kraft bedingungslos hingibt und sein ganzes Wesen in den Dienst der Heilung stellt, kann Hilfe aus der geistigen Welt das Leben eines Menschen auf allen Ebenen nachhaltig verändern. Trance Healing wirkt, auch dann, wenn wir die Wirkung nicht unmittelbar erkennen.

Ein Interview

Trance Healing verändert Ihr Leben. Inwiefern es das tut ist bei jedem Menschen verschieden. Ich möchte Ihnen, stellvertretend für alle die Veränderungen die ich selber bei mir und Kursteilnehmern erleben durfte, ein Beispiel aufzeigen. Dazu habe ich ein paar Fragen an eine Studentin meines Lehrgangs gestellt und diese hat mir freundlicherweise erlaubt die Antworten hier wiederzugeben. Der Name der Studentin ist Natascha. Natascha ist Hausfrau, Mutter von zwei Kindern, verheiratet, arbeitet seit Jahren als Tierkommunikatorin, beschäftigt sich schon länger mit Medialität und ist nebenbei als Mitarbeiterin in einem Tierpark tätig. Sie lebt in Liechtenstein in einem lebhaften Haus mit der Familie und den dazugehörenden Tieren.

Natascha, erst einmal danke, dass du dich für das Interview zur Verfügung stellst. Wie bist du eigentlich auf Trance Healing gekommen?

Das hat einen ganz einfachen Hintergrund. Ich arbeite schon länger mit energetischen Themen. Aber da ich ein sehr sprunghaftes Wesen habe und dauernd in Bewegung bin – äußerlich wie innerlich – habe ich etwas gesucht, das außerhalb mir bekannten Meditationstechniken oder ähnlichen „Beruhigungsmethoden" liegt, das mich in meine Mitte und in die Ruhe bringt. Das Meiste hatte bis dahin nicht gewirkt oder war mit einem zu großen Zeitaufwand verbunden. Ich stieß auf Trance Healing und dachte mir, dass ich das gerne ausprobieren möchte.

Als du den ersten Teil des Lehrgangs fertig hattest, was hat dir am Trance Healing am meisten Eindruck gemacht?

Die Erfahrung, mich mit einem Geistwesen, das mir völlig unbekannt ist, bewusst zu verbinden. Ich war sehr skeptisch und wollte es anfänglich nicht tun, weil ich nicht wusste was auf mich zukommt. Da du das als Lehrer sofort akzeptiert und mich darauf hingewiesen hast, dass ich selber wählen kann wie ich mich verbinde, bzw. welche Vorstellung ich dafür verwende, und mir den Tipp gegeben hast, dass ich doch einfach einmal zulasse, dass mich mein Helferwesen an der Hand nimmt, versuchte ich es trotzdem. Du hast erklärt, dass ich die Hand wieder wegziehen könnte, wenn es sich nicht gut anfühlt.

Ich tat es und es war alles total vertraut und ich hatte das Gefühl, als ob diese Hand mir schon mein Leben lang entgegenge-

streckt wurde und nur darauf wartete, dass ich die Berührung zulasse. Dieser Moment füllte mit einem Male die Leere die in mir war. Ein unendliches Gefühl der Vertrautheit – und ich war schlagartig ruhig! Mein Helfer holte mich in meine Mitte, ich war fest geerdet und in einer wahrhaftigen Ruhe. Ich erhielt in einem Moment alles was ich suchte.

Du hast den Kurs vor etwa drei Jahren besucht. Wo bist du vor deiner Arbeit mit Trance Healing gestanden und wo stehst du jetzt?

Ich fühlte mich davor nicht komplett daneben. Ich leistete gute Arbeit und hatte eine spirituelle Führung aus der geistigen Welt. Aber ich erlebte es nicht annähernd so intensiv wie danach. Bildlich gesprochen ist es für mich gewesen, als ob ich einen Wald mit vielen Bäumen vor mir hatte und, wenn ich hinhörte, auch alle Bäume irgendwie hören konnte. Ich konnte mit ihnen sprechen, wenn ich mich verbunden hatte. Durch das Erlebnis im Trance Healing Kurs fand ich den **einen Baum** *im Wald der für mich zuständig war. Mit einem Male war mir ein Freund, eine Bezugsperson gegeben durch die oder dank der ich mit allen anderen Bäumen weiterhin in Verbindung stehen konnte. Nur viel klarer als zuvor. Ich stehe heute nicht vor dem Wald, son-*

dern bin Teil davon und dadurch natürlich mit ihm verbunden. Ich bin Zuhause.

Warum hast du weitergemacht, nach dem ersten Wochenende?

Weil ich mich danach gut fühlte und es mir und meinem Umfeld gut getan hat. Ich meine damit mir, den Menschen mit denen ich lebe und arbeite und den Tieren – den eigenen und denen meiner Klienten. Ich empfand es als völlig natürlich, dass ich mehr erfahren wollte. Ausschlaggebend war aber die Erfahrung, das Bewusstsein, wie wichtig es ist, dass der Mensch sich für diese Arbeit zur Verfügung stellt. Dass die geistige Welt uns braucht.

Was ist deine schönste Erfahrung mit Trance Healing?

Das ist definitiv die Verbundenheit mit meinem „Baum", meinem Führer oder Helfer. Und das Gefühl der „Selbst-Heilung", wenn mein Helfer an mir arbeitet. Die Art und Weise, wie er es schafft mich zu beruhigen, wenn ich aufgeregt bin oder unter Stress stehe, ist etwas Besonderes.

Wo wendest du Trance Healing heute an?

Überall. Bei Menschen, Tieren und bei mir selber.

Du hast mittlerweile einige Menschen kennengelernt die Trance Healing gelernt haben und praktizieren. Wie empfindest du diese Menschen? Was sind das für Menschen?

Es sind Suchende aus allen möglichen Gesellschaftsschichten und jeden Alters. Verbunden sind diese Menschen miteinander durch die geistige Welt. Obschon nicht jedem bewusst ist, wie gewaltig und besonders es ist mit Trance Healing zu arbeiten. Mich macht es irgendwie stolz und demütig zugleich.

Wie haben sich die Menschen in deinem Umfeld verändert seit du Trance Healing praktizierst?

Die Menschen begegnen mir offener als früher. Einige mit einer gewissen Vorsicht oder gar etwas ängstlich, weil sie sich unter Trance Healing nichts Genaues vorstellen können. Diejenigen die sich für Trance Healing geöffnet haben und die ich behandeln konnte waren und sind fasziniert von dieser Energie. Einige davon erzählten mir, unabhängig voneinander, dass, wenn es ihnen nicht so gut geht – sei es körperlich oder mental – und sie an mich denken, sie sich besser fühlen. Mein Helfer arbeitet mit meinen Klienten in solchen Momenten weiter, unabhängig davon, ob ich daran denke. Da ich mit der Aufmerksamkeit in meinem Alltag ganz woanders bin kann ich es ja auch nicht wissen. Ich sage dann jeweils, dass ich nichts getan habe, was sie fühlten nicht von mir, Natascha, kommen könne. Es scheint mir, als ob mein „Baum" über die Wurzeln und das Astwerk mit meinen Klienten die sich für Trance Healing geöffnet haben in Verbindung steht und Hilfe zukommen lässt, wenn sie benötigt wird.

Was ist deine Botschaft im Bezug auf Trance Healing?

Dass Trance Healing eine Methode ist die dich nicht einschränkt, sondern die völlige Freiheit erst ermöglicht. Das habe ich persönlich gebraucht, denn ansonsten wurde mir immer gesagt, dass ich es so oder so machen muss, damit es wirkt. Ich habe jedoch verschiedene Behandlungsmethoden gelernt – spirituelle und manuelle - und will mich nicht auf eine begrenzen. Durch die Verbindung zu meinem Helfer wurde meine Unabhängigkeit nicht eingeschränkt. Ich kann tun und lassen, was ich will und jederzeit zu meinem „Baum" zurückkehren. Er ist immer und jederzeit mit der gleichen Liebe für mich bereit. Ich kann Trance

Healing überall einfließen lassen und bin völlig frei in der Wahl meiner Behandlungsmethode. Es ist meine Entscheidung. Mein Helfer sagt mir nie, „ich muss" und „das ist das Einzige". Vielmehr unterstützt er mit allen Kräften die Variante die ich wähle.

Vielen Dank noch einmal, Natascha, für deine Zeit und deine Offenheit.

Gern geschehen ☺

Zwischenstopp

Sie sind am Ende des ersten Teils angelangt. Ich hoffe, Sie konnten die beschriebenen Übungen umsetzen. Jede Übung birgt neben der Erfahrung die Möglichkeit, auf Ihrem Weg zu sich selber weiterzukommen. Sie haben bis zu diesem Zeitpunkt bereits eine Menge gelernt: Sie wissen, wie sich Ihr Helferwesen anfühlt, was es in Ihnen auslöst und wie Sie auf einen Mitmenschen wirken, wenn Ihr Helferwesen präsent ist. Sie haben erfahren, dass all dies weder schwierig noch anstrengend ist.

Was Sie bis jetzt gelernt haben, können Sie in jedem Lebensbereich anwenden. Selbstwahrnehmung, medizinisches Hellfühlen, die einfache Technik des Verbindens mit Ihrem Helferwesen und die simple Bitte »Arbeite mit mir« machen Sie bereits zu einem Werkzeug der Liebe. Selbst während Tätigkeiten, die Sie langweilen, haucht die Verbindung zu Ihrem göttlichen Geist diesen Arbeiten frische, lebendige Energie ein. Sie werden es spüren und sich darüber freuen.

Wenn Sie es zulassen, wird Ihr Helferwesen Ihr Energiefeld nutzen, um zu wirken. Es wird Sie weiterhin darin unterstützen, sich zu entspannen und loszulassen. Bevor Sie sich ihm völlig hingeben, ist es jedoch hilfreich, das Gelernte ein wenig anzuwenden. Sie brauchen dafür nichts weiter zu tun. Sie haben bereits alles erfahren, was es dazu benötigt und sich die entsprechende Fähigkeit erarbeitet. Sie können nun die Dinge aus einem anderen Blickwinkel sehen. Leben Sie ein wenig damit. Entdecken Sie sich, Ihr Umfeld und Ihre Welt neu. Wiederholen Sie die fünf Übungen, so oft Sie können. Sie werden sehen: Jedes Erfahren der geistigen Welt ist einmalig und immer wieder neu.

Als ich anfing mich selber, mein Leben und mein Umfeld mit anderen Augen zu betrachten, löste das in meiner Gefühlswelt einen Sturm aus. Mein Innenleben wurde zu einem sehr bewegten Meer der Gefühle. Was ich als festen Wert angesehen hatte, war plötzlich nicht mehr als eine Nussschale in einem aufgewühlten Ozean. Dafür erhielten Nichtigkeiten den Status einer Insel, auf der ich mich erholen und zurückziehen konnte. Ich musste öfters weinen und durchlebte depressive Phasen.

Zugleich wurde ich stärker und stärker. Ich begann konsequent meinen Weg zu gehen, mich von alten Mustern und Annahmen zu lösen. Es kam vor, dass ich dabei Menschen verletzte, denen ich scheinbar etwas bedeutete. Das tat mir unendlich leid. Später merkte ich, dass die Menschen, denen ich wirklich wichtig war, meine Freunde blieben. Mehr noch – sie wurden zu echten Freunden. Im Nachhinein kam es mir vor, als sei ich auf einer geistigen Ebene noch einmal durch die Pubertät gegangen.

Machen Sie sich keine Sorgen, wenn es Sie etwas durchrüttelt. Bei Ihnen muss es nicht so stürmisch zu und her gehen wie bei mir. Mein Ich war damals kein inneres Haus, in dem ich mich wohlfühlte, sondern ein Konstrukt aus Glauben und Selbstlügen, gestützt von ein paar Gerüststangen, die in sich zusammenstürzten, als ich gegen eine der Stangen trat. Außerdem haben Sie mir gegenüber einen Vorteil: Sie haben eine Anleitung. Ich durfte alle meine Tiefs durchleben, um Ihnen diese Anleitung zur Verfügung stellen zu können.

Bleiben Sie dran, wenn Ihnen die Erfahrungen im ersten Teil zugesagt haben. Im zweiten Teil führt Sie Ihr Helferwesen in verschiedene Trance-Zustände. Sie lernen in einfachen Schritten eine professionelle Trance-Healing-Behandlung durchzuführen und werden damit Gutes tun. Sie werden auch herausfinden, wie Fernheilung funktioniert und können diese umgehend praktizieren. Es steckt mehr Heilung in Ihnen, als Sie glauben. Im Weiteren erhalten Sie Tipps und Tricks mit auf den Weg, die Sie immer und überall anwenden können.

Machen Sie vor dem zweiten Teil eine Pause von mindestens einem Monat. Schenken Sie sich die Zeit und nutzen Sie jede Gelegenheit, um sich mit Ihrem Helferwesen zu vereinen. Lassen Sie es wirken. Sie brauchen nur dazusitzen, zu atmen und sich durch Ihren Atem führen zu lassen. Verinnerlichen Sie eine Frage, wenn Sie auf etwas eine Antwort bekommen möchten. Fügen Sie Ihre Frage der Bitte »Arbeite mit mir« an und vergessen Sie dann die Frage wieder. Die Antwort wird kommen, auf eine Art und Weise, die Sie annehmen können. Lassen Sie sich überraschen.

Herzlichst

Hampi van de Velde

DANKSAGUNG

Ich bedanke mich gerne bei allen Menschen, die bei der Entstehung dieses Buches mitgewirkt haben. Bei meiner Familie und besonders bei meiner Frau Silvia, die mich unterstützt und mir den Rücken freihält. Bei meinen Lehrern und spirituellen Meistern, die mich in ihre Geheimnisse eingeweiht und damit den Grundstein zu diesem Buch gelegt haben. Ganz herzlichen Dank an die Studenten meiner Seminare. Durch ihren Erfolg haben sie mich in meinen Ansichten bestärkt und meine Arbeit bestätigt. Ich danke meinem Leben, das mich auf meinem Weg gesegnet und mir alles beigebracht hat.

Danke